Prof. Dr. Ingo Fietze · Gut essen, gut schlafen

PROF. DR. INGO FIETZE

GUT ESSEN, GUT SCHLAFEN

MIT REZEPTEN VON ELISABETH RAETHER

KEIN & ABER

INHALT

Einleitung

WIE DU DICH ERNÄHRST, SO SCHLÄFST DU

Ich gebe es zu: Ich bin kein guter Schläfer mehr. In meiner klinischen Praxis habe ich gelernt, dass es wichtig ist, dies zu erwähnen. Es wirkt glaubwürdiger, wenn man weiß, worüber man spricht oder schreibt. Und wenn sich jemand ernsthaft Gedanken darüber macht, wie sich der eigene annähernd gute Schlaf erhalten bzw. der schon schlechte Schlaf verbessern lässt, dann sind es doch wohl geplagte Schläfer wie ich.

Mit meinem schlechter werdenden Schlaf bin ich nicht allein: Man geht davon aus, dass weltweit mindestens 30 Prozent der Erwachsenen gelegentlich oder dauerhaft schlecht schlafen. Die dauerhaft schlecht Schlafenden machen dabei 10 Prozent der Gesamtbevölkerung aus. Und das Problem mit dem Schlecht-Schlafen nimmt zu, auch in Deutschland, wie eine Erhebung in Sachsen von 1996 bis 2021 ergab. Aus meiner mehr als 30-jährigen Berufserfahrung und auch von der Wissenschaft bestätigt, nehmen Schlafprobleme nicht nur mit dem Alter zu. Es leiden auch mehr und mehr Kinder, Jugendliche und junge Erwachsene unter einem nicht mehr erholsamen Schlaf. Nächtliche Unruhe, zu leichter Schlaf, Hin- und Herwälzen, Schwierigkeiten einzuschlafen oder ständiges Aufwachen – viele Menschen haben damit im Laufe ihres Lebens zumindest zeitweise Probleme.

Das Erste, worüber man in dieser Situation nachdenkt, sind wohl Faktoren wie das Bett, die Schlafumgebung, der soziale und berufliche Stress, die körperlichen Aktivitäten, das Einschlafritual und der Kaffee oder der Alkohol. Das Essen hingegen spielt bei diesen Überlegungen meist noch eine untergeordnete oder gar keine Rolle. Auch weil es dazu noch sehr wenige Erkenntnisse zu geben scheint. Das erschien zumindest mir so. Die intensive Beschäftigung mit der Ernährung und dem Schlaf hat mich jedoch eines Besseren belehrt. Ich selbst fing 2018 an, mich mit der Thematik zu befassen. Da wurden in Deutschland die ersten Schlafdrinks populär: Getränke mit Inhaltsstoffen wie Kreatin, Magnesium, Zink und Glycin. Ich kannte derartige Produkte bereits aus Asien, vor allem aus Südkorea und Japan. In Seoul zum Beispiel verkaufen viele Supermärkte bereits seit vielen Jahren eine Kombination aus einem Nachtdrink für den Schlaf in einer blauen Flasche und einem Wachmacher-Drink für den Tag in einer roten Flasche. Die Flaschen stehen noch heute in meinem kleinen »Schlafmuseum«. Wenn ich in der Welt unterwegs bin, dann schaue ich mich auf Märkten und selbst in Souvenirläden oft nach diesen sogenannten Schlafprodukten um.

In Sri Lanka zum Beispiel, einem Land, das ich öfter besuche, gibt es die Spa Ceylon Shops. Diese verkaufen Wohlfühlprodukte: Shampoos, Cremes oder Duftkerzen. In letzter Zeit verlagert sich dieses Angebot jedoch: Es geht nicht mehr nur um Haut, Haare und angenehme Düfte, sondern mehr und mehr auch um den Schlaf und die Verdauung. Die Auswahl an entsprechenden Produkten ist gestiegen. Sie reicht von Tropfen für den Magen bis zu einem Spray mit pflanzlichen Inhaltsstoffen, das beim Einschlafen helfen soll.

Das Thema bewegt mich also schon eine geraume Zeit, und so habe ich mich gefreut, als ein Freund, der mit speziellen Lebensmitteln handelt, mich zu einer Reise nach Bhutan mitnahm. Ihm ging es vor allem um eine bestimmte Paprikasorte, die sogenannten Pepper Drops. Ich nutzte die Gelegenheit, um nach Schlafprodukten Ausschau zu halten. Über Bhutan wusste ich bis dahin nur, dass es sich in Mittelasien befindet. Dabei ist es in vielerlei Hinsicht bemerkenswert. So ist es das einzige Land der Erde mit einem Ministerium für Glück. Ich würde nicht behaupten, dass dort wirklich nur glückliche Menschen herumlaufen. Doch Gesetzesänderungen, welche die Bevölkerung betreffen, müssen immer auch dieses Ministerium passieren. Gar nicht so übel, oder? Das könnte ich mir auch in Deutschland vorstellen. Irritiert hat mich hingegen, dass uns auf dem Großmarkt in der Hauptstadt Thimphu viele Menschen mit roten Zähnen begegneten. Es stellte sich heraus, dass sie die sogenannte Betelnuss kauen, die Nuss der Arekapalme. Diese wird in das Blatt eines Strauchs namens Betelpeffer eingewickelt, einer Pfeffer-Art. Nach circa 15 bis 20 Minuten im Mund wird das Ganze dann ausgespuckt. Übrig bleiben die typischen roten Zähne und ein Wohlgefühl. Denn dieses Stimulans macht nicht nur wach, sondern auch und vor allem zufrieden und glücklich. So verbreitet ist die Droge, dass an den Eingangsbereichen zu Krankenhäusern Schilder angebracht sind: Bitte nicht rauchen und bitte nicht kauen (die Nuss)!

Unser Ziel waren jedoch schlaffördernde Heilkräuter. Bhutan legt nämlich nicht nur großen Wert auf eine glückliche Bevölkerung, sondern auch auf den Klima- und Umweltschutz. So gilt es als einziges klimaneutrales Land der Welt und mehr als die Hälfte seiner Fläche steht unter Naturschutz. In diesen unberührten Landschaften kommen viele Heilpflanzen vor. So zum Beispiel Ashwagandha, die Schlafbeere und Glyceria Glabra, echtes Süßholz. Diese wirken über die für den Schlaf so wichtigen GABA-Rezeptoren im Gehirn, die Sie im folgenden Kapitel kennenlernen werden. Leider haben sich die Einheimischen noch nicht wirklich mit dem Thema Schlafkräuter beschäftigt. Die Blätter und Wurzeln, die entsprechend unserer Vorgaben im Wald gesammelt wurden, erwiesen sich im Nachhinein nicht als die richtigen. In

Sachen Glück und Naturschutz ist Bhutan zwar weit vorne. Beim Thema Schlafförderung hingegen scheint mir das Potenzial noch nicht ausgeschöpft.

Schlafkräuter sind nur eine Option, um wieder zu besserem Schlaf zu finden. Einfacher und naheliegender ist es, erst einmal die eigene Ernährung auf den Prüfstand zu stellen: Was esse ich, wie viel esse ich und wann tue ich das? Sogar ungestörten Schläfern würde ich raten, zumindest mal über ihre abendliche Ernährung nachzudenken. Gründe dafür gibt es genug: Zum Beispiel, wenn die Eltern schlechte Schläfer sind. Das erhöht das Risiko, ebenfalls eine Schlafstörung zu bekommen. Oder wenn man abnehmen will. Was wir vor dem Schlafen essen, beeinflusst auch den Fettab- und den Muskelaufbau. Und eine angepasste Ernährung ist ein unkomplizierter Weg, seinem Schlaf etwas Gutes zu tun.

Wie sehr das Dinner den Schlaf prägt, weiß ich aus Erfahrung. Ein wichtiger Aspekt ist hier das Wann. In Sri Lanka, wo ich öfters einen Freund besuche, essen die Menschen teilweise sehr spät – was mir schon häufig den Schlaf geraubt hat. Ein typischer Abend mit meinem singalesischen Freund sieht folgendermaßen aus: Wir plaudern beim Cocktail oder Bier, knabbern ein paar Nüsse und vielleicht etwas Käse und Wurst dazu. Für mich genügt das. Danach fühle ich mich satt und bin gegen 22 Uhr eigentlich auch reif fürs Bett. Aber dann kommt der Aufruf zum Aufbruch: Es geht ins Restaurant. Dort wird noch mal ordentlich aufgetischt, so wie es in Sri Lanka zum Teil üblich ist. Ich genieße das zwar. Es strengt mich aber auch an. Denn gesunde beziehungsweise schlafmedizinisch vernünftige Nahrungsaufnahme geht anders. Mit vollem Magen schläft es sich einfach schlecht. Insbesondere, wenn das Abendessen fleischlastig ausfällt. Fleisch beschäftigt das Verdauungssystem einfach deutlich länger, es »liegt im Magen«. Nach solchen Abenden leidet mein Schlaf dann schon beträchtlich.

Dazu trägt auch der Kaffee oder grüne oder schwarze Tee bei, der nach dem Essen angeboten wird. Auch das ist eine meiner persönlichen Erfahrungen. Während ich früher den Espresso, auch gern doppelt, oder die Tasse schwarzen Kaffee nach dem Essen wirklich genossen habe, geht heute selbst grüner Tee nicht mehr. Dieser enthält schließlich auch Koffein. Früher sprach man von Teein, doch es handelt sich um denselben Inhaltsstoff – der chemische Aufbau ist identisch. Koffein ist eine natürliche Verbindung, die in den Samen, Früchten, Nüssen und Blättern von etwa 60 Pflanzenarten vorkommt. Diese produzieren es als natürliches Pestizid. Daher sein leicht bitterer Geschmack.

Nach dem Genuss schlafe ich jedenfalls schlechter ein und wenn es miserabel läuft, auch nicht durch. Deshalb beende ich ein gutes Essen lieber mit anderen Getränken, zum Beispiel Kamillen- oder Pfefferminztee. In vielen Restaurants sind Kräutertees mittlerweile fester Bestandteil der Karte, und niemand, der sie bestellt, wird schief angeschaut. Für mich sind koffeinfreie Tees zu einer Geheimwaffe geworden, sowohl für eine bessere Verdauung als auch für einen erholsameren Schlaf. Kräuterlikör? Das war mal.

Aus schlafmedizinischer Sicht sind der Zeitpunkt des Essens und die Aufnahme von Koffein nur zwei einer ganzen Reihe von Faktoren, die es in Betracht zu ziehen gilt. Eine wachsende Zahl an Forschungsergebnissen deutet darauf hin, dass die Lebensmittel, die wir zu uns nehmen, Einfluss darauf haben, wie gut wir schlafen. Umgekehrt können unsere Schlafgewohnheiten offenbar aber auch auf unser Ernährungsverhalten einwirken. Um diese Wechselwirkungen besser zu verstehen, habe ich die aktuelle wissenschaftliche Literatur herangezogen. Aus meiner Recherche sind die in diesem Buch zusammengefassten Empfehlungen abgeleitet. Sie geben Ihnen einen Einblick, wie Sie mit bewusster Ernährung Ihrem Schlaf etwas Gutes tun können.

Ich beschränke mich dabei fast ausschließlich auf den wissenschaftlich belegten Zusammenhang zwischen Ernährung und Schlaf. Daher gibt es in diesem Buch auch Lücken. Beispielsweise fehlen bislang Daten zu einer veganen oder vegetarischen Diät und dem Schlaf. Auch die Auswirkung einer glutenfreien Ernährung auf den Schlaf ist nicht ausreichend erforscht. Zur Ernährung im Allgemeinen hingegen gibt es bereits eine Unmenge an Literatur. Ernährungsprobleme und Ernährungstipps füllen allein schon viele Bücher. Dennoch scheint sich das Ernährungsverhalten in der westlichen Welt eher zu verschlechtern. Eine hohe Natriumaufnahme, eine geringe Aufnahme von Vollkornprodukten sowie von Obst und Gemüse waren im Jahr 2017 weltweit und in vielen Ländern die wichtigsten ernährungsbedingten Risikofaktoren für Todesfälle und Krankheitstage. Bereits mehr als die Hälfte aller Kinder in den USA ernähren sich Studien zufolge falsch. Eine Umfrage in den USA zu Ernährungs-, Bewegungs- und Schlafverhalten von 2013 bis 2023 ergab, dass 2013 noch 35 Prozent der Jungen an einem durchschnittlichen Schulabend mindestens acht Stunden schliefen, verglichen mit nur 25 Prozent im Jahr 2023. Auch bei den Mädchen nahm der Trend im Laufe des Jahrzehnts ab, von 29 auf 22 Prozent. Zwar hat der Prozentsatz der Schüler, die täglich Obst essen, von 2021 bis 2023 einen leichten Anstieg gezeigt, aber es zeichnete sich ein Trend ab zu einem Rückgang gesunder Essgewohnheiten. Im Jahr 2023 gab nur etwa eine von fünf Schülerinnen an, täglich zu frühstücken. Nur etwas mehr als die Hälfte der Schüler konsumierte täglich Obst und Gemüse.

Allein die Folgen falscher Ernährung in der Gesamtbevölkerung einzudämmen kostet den Staat jährlich 1,1 Billionen Dollar. Kostentreiber sind insbesondere die Gesundheitsaufwendungen, also die Ausgaben für Präventions-, Rehabilitations- und Pflegemaßnahmen. Aber auch die durch Krankheit verursachten Produktionsausfälle. In Deutschland bemängelt eine Studie des Bundesforschungsinstituts für Ernährung und Lebensmittel die Essgewohnheiten schon der Kleinsten: Laut der Erhebung essen bereits Kinder im Alter von ein bis fünf Jahren ungesund. Dies kann zu Übergewicht führen. In einem Bericht warnte die

Europäische Kommission, dass 2021 weltweit fast 40 Prozent aller Kinder unter fünf Jahren übergewichtig waren. Bei den Erwachsenen lag die Zahl sogar über 40 Prozent, betraf 2,2 Milliarden Menschen. Die dadurch verursachten Kosten sind immens. Ähnlich ist es mit dem schlechten Schlaf. In den USA werden die Auswirkungen auf über 400 Milliarden pro Jahr beziffert. In Deutschland sind es etwa 60 Milliarden. Ich habe das mal auf die ernährungsbedingten Kosten umgelegt: Ausgehend vom amerikanischen Maßstab, den 1,1 Billionen Dollar, kämen wir hierzulande dann auf etwa 160 Milliarden Dollar Mehrausgaben für die Folgen falscher Ernährung. Was für eine Summe! Ein Grund für diese hohen Kosten sind sicher die Herz-Kreislauf-Erkrankungen. Eine kürzlich veröffentlichte Studie mit weltweit mehr als 2,5 Millionen Teilnehmern veranschaulicht dies. So war das Herzkreislaufrisiko gerade bei jenen Menschen erhöht, die zu ungesunder Ernährung und Schlafstörungen neigen. Überraschenderweise fielen andere Faktoren wie Übergewicht, Rauchen, Diabetes, Bluthochdruck, erhöhte Fettwerte oder mangelnde Bewegung hinsichtlich des Herzkreislaufrisikos weniger ins Gewicht. Das bedeutet zum Beispiel, dass die Schlafstörung statistisch ein höheres Herzkreislaufrisiko darstellt als zum Beispiel Übergewicht. Ein gewichtiger Grund, sich insbesondere den Schlaf und die Ernährung sowie ihren Zusammenhang näher anzuschauen.

Vielleicht kann ich mit diesem Buch den Fokus darauf lenken, wie wichtig beides ist: guter Schlaf und gute Ernährung. Und dass sich beide gegenseitig bedingen. Denn zusammen sind sie unser Lebenselixier, fördern die Leistungsfähigkeit und steigern das Wohlbefinden. Viele der hier zitierten Zusammenhänge waren auch für mich neu und interessant. Mein Ziel ist es, diese schnellstmöglich zu »verdauen«, um sie individuell für meine Patientinnen und Patienten, aber auch für mich umzusetzen.

Lassen Sie sich im Folgenden zunächst auf eine Kurzreise durch die Nacht ein. Sie soll Ihnen einen Einblick gewähren, warum wir schlafen und welche Rolle das Wann und Wie dabei spielt. Sie bekommen zudem einen Überblick über die gängigen Schlafstörungen, von denen es mehr als 70 gibt. Danach geht es um einige Grundlagen der Ernährung, um das Mikrobiom und um die Beziehung zwischen Gehirn und Darm. Wir machen weiter mit »Schlank im Schlaf« bzw. wie und warum man mit gesunder Ernährung und gesundem Schlaf abnehmen kann. Schließlich behandle ich die Fragen, wann, wie, mit wem, was und wie oft wir essen sollten. Anhand der wichtigsten Nahrungsbestandteile wie Eiweiß, Fett und Kohlenhydrate veranschauliche ich, wie diese unseren Schlaf anregen oder stören und wie sie sich für einen bessern Schlaf einsetzen lassen. Das Tolle: Einige schlaffördernde Produkte haben Sie wahrscheinlich bereits zu Hause. Denn selbst in alltäglichen Lebensmitteln stecken zuweilen Inhaltsstoffe, die eine wissenschaftlich nachgewiesene physiologische Wirkung auf das Schlafvermögen haben. Früher nannte man die Zubereitungen daraus Hausmittel. Heute spricht man von Nutrazeutika.

Und falls Sie gern selbst kochen bzw. das Abendmahl vorbereiten, dann habe ich für Sie im Anhang einige Rezepte aufgelistet, die vielleicht eine angenehme Nachtruhe versprechen und wenn nicht, dann zumindest nicht schlafstörend sind. Sie wurden dankenswerterweise zur Verfügung gestellt von Elisabeth Raether, einer renommierten Koch-Kolumnistin für das ZEIT-Magazin, und gering modifiziert von mir und einem befreundeten Sternekoch, angelehnt an die Ausführungen in diesem Buch.

Ich habe mich bemüht, den Text so klar und einfach zu formulieren wie möglich, auf Fremdwörter und medizinische Fachbegriffe kann aber in vielen Fällen nicht verzichtet werden, weil sie die einzige Möglichkeit sind, die Zusammenhänge präzise zu benennen. Wenn Sie sich bis zum Ende durchgekämpft oder das Lesen genossen haben, werden Sie vielleicht sagen: Oje, das waren viele Informationen. Konnte ich mir gar nicht alles merken. Daher an dieser Stelle mein Tipp: Nehmen Sie einen Stift und markieren Sie sich die Stellen, die für Sie wichtig sind und die Sie vielleicht noch einmal nachlesen möchten. Doch nun lassen Sie uns, wie angekündigt, zunächst mit einer Reise in und durch die Nacht beginnen.

Kapitel 1

DER GESUNDE SCHLAF

Der Mensch braucht Schlaf. Für den Körper ist dieser nicht verhandelbar. Warum Schlaf ein so wesentlicher Bestandteil unseres Lebens ist, das wird von der Wissenschaft von Jahr zu Jahr mehr beleuchtet. Allgemein gilt: Schlaf ist Teil der sogenannten Homöostase – des dynamischen Gleichgewichts, das unseren Organismus am Leben erhält. Guter Schlaf ist also lebenswichtig. Was zeichnet nun eine Nacht aus, in der wir gut schlafen? Beginnen wir mit dem Einschlafen. Viele Menschen denken, dass sie in einen tiefen und erholsamen Schlaf fallen sollten, sobald ihr Ohr das Kopfkissen berührt. Dabei kann diese Übergangsphase von wach zu weg durchaus bis zu 30 Minuten dauern. Das ist völlig im Rahmen. Der eigentliche Einschlafprozess hingegen erfolgt immer sehr schnell. Es braucht nur Millisekunden und schon befinden wir uns im sogenannten ersten Schlafzyklus von vier bis fünf dieser Zyklen in der Nacht. Man kann sich diesen als Rundkurs vorstellen, den wir mehrmals pro Nacht durchlaufen. Eine Runde dauert dabei etwa 90 Minuten. Jeder Schlafzyklus ist noch mal unterteilt in vier Schlafphasen. Während dieser verändern sich bestimmte körperliche Parameter. Zum Beispiel spannen sich Muskeln an oder entspannen, die Augen bewegen sich oder auch gar nicht und die Gehirnwellen verändern sich messbar in Abhängigkeit der verschiedenen Schlafphasen. Zwischen den wechselnden Phasen kurz aufzuwachen ist nicht ungewöhnlich. Manche Menschen erinnern sich an einen oder mehrere dieser wachen Momente, andere nicht.

Den Auftakt macht das Schlafstadium 1. Mit diesem verlangsamt sich unsere Atmung. Der Körper kommt zur Ruhe. Licht und Geräusche können ihn allerdings leicht wieder aufschrecken. Nach wenigen Minuten finden wir dann hinüber ins Schlafstadium 2, den mitteltiefen Schlaf. In dieser Phase erreichen uns zwar ungewohnte Geräusche noch, Licht aber schon nicht mehr. Nun folgt der erste Tiefschlaf. Um uns zu wecken, muss jetzt schon einiges passieren. Das ist gut so, denn das Gehirn braucht diese Zeit, um sich zu erholen: Seine Aktivität lässt vor allem in der Hirnrinde nach.

Diese erste Tiefschlafphase dauert etwa 30 bis 40 Minuten. Danach empfängt uns der Traumschlaf. In diesem ist das Gehirn ähnlich aktiv wie im Wachzustand. Atmung und Kreislauf werden auch wieder aktiver, ähnlich dem ruhenden Wachzustand. Nur die Haltemuskulatur ist gelähmt. Wir können uns nicht bewegen. Eine sinnvolle Einrichtung, denn andernfalls würden wir unsere Träume wohl körperlich ausleben. Safety first! Aufzuwecken sind wir im Traumschlaf wieder leichter. Nach fünf bis zehn Minuten ist der erste Traumschlaf vorbei und der erste Schlafzyklus damit abgeschlossen. Im Laufe der Nacht wiederholt sich die Abfolge: Stadium 1, Stadium 2, Tiefschlaf und Traumschlaf. Schlafen wir acht Stunden lang, genügt dies für etwa fünf solcher Schlafzyklen. Diese sind allerdings nicht völlig identisch. Im Verlauf der Nacht verkürzen sich die Tiefschlafphasen. Die Traumschlafphasen hingegen werden in der zweiten Nachthälfte immer länger. Die längste Traumschlafphase tritt in den frühen Morgenstunden ein. Daher ist es nicht ungewöhnlich, aus dem Traumschlaf zu erwachen.

WIE VIEL SCHLAF BRAUCHEN WIR?

Gesunder Schlaf braucht nicht nur die oben geschilderte Struktur. Entscheidend sind auch die Schlafdauer und -qualität. Beginnen wir mit der Schlafdauer. Im ersten Lebensjahr schlafen wir noch sehr viel: 12 bis 16 Stunden. Mit fortschreitendem Alter nimmt dieses Bedürfnis ab. Sind es im zweiten Lebensjahr noch 11 bis 14 Stunden, brauchen 3- bis 5-jährige nur noch 10 bis 13 Stunden. Ab dem sechsten Lebensjahr bilden sich bereits jene Präferenzen heraus, die uns zu Eulen oder Lerchen machen: Manche Kinder gehen gern später ins Bett, wollen dafür morgens länger schlafen. Andere sind Frühaufsteher, werden aber abends eher müde. Das Schlafbedürfnis ist in beiden Fällen dasselbe: 9 bis 12 Stunden. Teenager, also Kinder und Jugendliche zwischen 13 und 18 Jahren, benötigen nur noch 8 bis 10 Stunden. Für alle unter 30-jährigen sind 8 bis 9 Stunden die Norm. Mit 30 sind wir dann bei den 7,5 bis 8,5 Stunden angekommen, wie sie jeder Ratgeber zum Thema empfiehlt. Diese gelten mit Varianzen auch noch im hohen Alter. Nickerchen am Tag bzw. Mittagschlaf sind schon einberechnet. Schläft man dauerhaft weniger als 6 Stunden, dann ist man ein seltener Kurzschläfer oder hat eine Schlafstörung. Dauerhaft mehr als 10 Stunden Schlaf ist zu viel und deutet auf eine Erkrankung hin, zum Beispiel eine Grippe oder eine übermäßige Schläfrigkeit, die Hypersomnie.

Natürlich handelt es sich hier um durchschnittliche Angaben. Schlaf ist individuell. Zudem schwankt die Schlafdauer international. In Albanien und der Slowakei beispielsweise leben laut aktueller Umfrage eher »Langschläfer«, die es auf 7,5 Stunden bringen. Auf den Philippinen hingegen genügen den Menschen 6,7 Stunden.

In der Tierwelt sieht das anders aus. Hier entscheidet unter anderem die Nahrungsaufnahme darüber, wer wie viel Schlaf benötigt. Katzen zum Beispiel nehmen viele Kalorien zu sich und schlafen im Schnitt etwa 12 bis 13 Stunden. Ähnliches gilt für die Eule, die über 14 Stunden schlafend verbringt oder den Flughund, der sogar 20 Stunden braucht. Die Graugans hingegen ernährt sich vegetarisch und kann daher nur etwas mehr als sechs Stunden schlafen. Sie muss schlicht mehr Zeit mit Weiden verbringen, um auf die notwendigen Kalorien zu kommen. Auch wenn sie sich nicht auf uns Menschen übertragen lassen, zeigen diese Beispiele dennoch, dass es interessante Zusammenhänge zwischen Ernährung und Schlaf gibt.

PARAMETER FÜR DIE SCHLAFQUALITÄT

Woher weiß man, ob der eigene Schlaf gut war? Dafür gibt es Anhaltspunkte. So sollten nicht mehr als 10 Prozent der Schlafenszeit mit oberflächlichem Schlaf zugebracht werden. Das ist der leichte Schlaf aus Schlafphase 1. Etwa die Hälfte der geschlafenen Zeit sollte auf den mitteltiefen Schlaf entfallen. Für den Tiefschlaf sind etwa fünf bis 15 Prozent ein guter Wert. Ungefähr 20 bis 25 Prozent darf der Traumschlaf einnehmen. In absoluten Zahlen bedeutet dies bei einem achtstündigen Schlaf: oberflächlicher Schlaf weniger als 48 Minuten, mitteltiefer Schlaf circa 240 Minuten, Tiefschlaf circa 48 Minuten und Traumschlaf circa 110 Minuten. Diese Empfehlung ist das Resultat aus Schlafmessungen bei Gesunden und diversen Expertenmeinungen von Schlafforschern. Verlassen Sie sich nicht zu sehr auf die von Apps und Wearables produzierten bunten Kurven und Zahlen im Smartphone. Viele Schlaf-Apps produzieren ein sogenanntes Hypnogramm, eine nächtliche Abfolge der Schlafstadien. In Ernährungs-Apps ist von einem Feedogramm die Rede, eine Abfolge des Ernährungsverhaltens. Bislang lässt sich die Schlafqualität aber nur verlässlich messen, wenn Hirnströme und Augenbewegungen aufgezeichnet werden. Worauf Sie jedoch schon mal schauen können, wenn Sie Ihren Schlaf tracken, ist die Angabe der morgendlichen Analyse zum absoluten Tiefschlaf. Liegt dessen Wert dauerhaft unter 45 Minuten und fühlen Sie sich nicht erholt, dann ist dies ein sehr guter Grund, sich einmal bei Schlafmedizinern vorzustellen.

VORAUSSETZUNGEN FÜR GUTEN SCHLAF

Sicher haben Sie schon mal den Begriff Schlafhygiene gehört. Dieser umfasst all jene Verhaltensweisen, die einem gesunden, erholsamen Schlaf förderlich sind. Wichtig ist zum Beispiel, dass es im Schlafzimmer ruhig, bequem, dunkel und wohltemperiert ist. Schlaflänge und Schlafqualität können leiden, wenn Geräusche über 30 Dezibel die Nachtruhe stören. Dazu gehört auch ständiges Schnarchen des Partners. Wer in der Stadt lebt, weiß, wie schwierig es sein kann, das Schlafzimmer komplett zu verdunkeln. Es hilft jedoch beim Einschlafen. Das Zimmer sollte zudem nicht wärmer als 23 Grad oder kälter als 17 Grad sein. Bei Älteren darf es im Schlafzimmer etwas wärmer sein, etwa 19 bis 24 Grad. Ob elektrische Geräte, Magnetfelder oder Wasseradern den Schlaf negativ beeinflussen können, ist wissenschaftlich bisher nicht belegt. Ausschließen kann ich es nicht. Für die Luftfeuchtigkeit im Schlafzimmer gibt es zumindest Empfehlungen, wenn auch nur wenige: 30 bis 40 Prozent Luftfeuchte gelten als optimal für den Schlafraum, bei Älteren darf sie höher sein. Üblicherweise herrschen in Wohnungen eher 40 bis 60 Prozent. Ob es bei der Luftfeuchte-Empfehlung bleibt, muss zukünftige Forschung zeigen.

Zur Schlafhygiene gehört auch der Umgang mit der modernen Technik. Die Tipps hierzu sind: Legen Sie technikfreie Zonen fest, also bildschirmfreie Bereiche, beispielsweise das Schlafzimmer oder das Esszimmer. Planen Sie »technikfreie« Zeiten ein. Reservieren Sie sich bestimmte Tageszeiten, in denen Sie sich von Geräten fernhalten. Beschäftigen Sie sich wieder mit Hobbys in der technikfreien Zeit. Legen Sie Pausen von sozialen Medien ein. Versuchen Sie, sich mal einen Tag oder sogar mehrere Tage lang von sozialen Plattformen abzumelden usw.

LÄSST SICH VERLORENER SCHLAF AUFHOLEN?

Wenn es um Ihren optimalen Schlaf geht, sind acht Stunden ein guter Anhaltspunkt. Es handelt sich hier aber um kein Muss. Eine arbeitsreiche Woche oder ein zahnendes Kind können selbst die besten Schlaf-Absichten durcheinanderbringen. Der fehlende Schlaf lässt sich dann durchaus am Wochenende nachholen, indem man mal richtig ausschläft. Eine aktuelle Studie legt nahe, dass dies sogar der Herzgesundheit zuträglich ist. Ausgewertet wurden die Daten von über 90 000 Personen, die ihren Schlaf mit Wearables aufgezeichnet hatten. Diejenigen, die ihren verpassten Schlaf am Wochenende kompensierten, zeigten ein deutlich geringeres Risiko, Herz-Kreislauf-Erkrankungen zu entwickeln. Verglichen mit der Gruppe, die ihren Schlaf nur wenig oder gar nicht nachholte, war dieses Risiko fast 20 Prozent niedriger. Nachholen ist also besser, als ganz zu verzichten. Zwei Bedingungen gibt es allerdings: Die Zubettgehzeit sollte sich dadurch nicht allzu sehr verschieben. Und die kurzen Nächte dürfen kein Dauerzustand werden. Wer davon träumt, den Schlaf der vorangegangenen Monate im Jahresurlaub nachzuholen, schadet sich nur. Denn das ist nicht möglich.

Noch ein Hinweis: Bettzeit ist nicht automatisch effektive Schlafzeit. Und auch, wenn man ein geringes Schlafdefizit am Tag vielleicht erst mal nicht bemerkt: Der Körper reagiert mit zusätzlichen Phasen der Müdigkeit, die bei ausreichender Schlaflänge nicht aufgetreten wären. Solche Momente überkommen uns alle übrigens regelmäßig – selbst die Ausgeschlafensten. Dafür ist unser Biorhythmus verantwortlich. In Studien, in denen die Freiwilligen ausschließlich 60 Stunden am Stück im Bett lagen, zeigten sich diese Tagestiefs. Obwohl sie nichts tun mussten, packte die Teilnehmer alle vier Stunden ein Schlafbedürfnis. Dieses hat generell seine festen Zeiten. Wenn man zum Beispiel um sechs Uhr aufsteht, dann meldet sich dieses mittags gegen ein Uhr, abends gegen fünf und morgens gegen neun Uhr. Dazu kommt ein weiterer, ich nenne ihn den Ruhe-Aktivitäts-Zyklus: Im Schnitt halten es Menschen maximal 90 Minuten am Schreibtisch aus, ohne aufzustehen bzw. sich mal eine geistige Pause gönnen zu müssen. Interessanterweise ist das genau so lange, wie ein Schlafzyklus dauert.

Diese Rhythmen sind also wissenschaftlich belegt. Wer tagsüber müde oder sogar schläfrig wird, hat damit einen veritablen Grund, sich einen Powernap zu gönnen. Und zwar genau dann, wenn sich die Schläfrigkeit meldet. Meist genügen einige Sekunden bis Minuten in den Stunden nach dem Mittagessen. Dem Bedürfnis nachzugeben ist sinnvoller als der Versuch, krampfhaft wach zu bleiben, oder mit Cola, Energydrink oder Kaffee gegenzusteuern. Ein Nickerchen baut den Schlafdruck ab. Danach ist man für die nächsten drei bis vier Stunden wieder fit. Grundsätzlich halte ich eigens dafür eingerichtete Ruheräume in Schulen oder Firmen für eine sehr gute Idee. Ist der Weg vom Schulhof oder von der Kantine im Großbetrieb zu diesem Ruheraum jedoch zu weit, oder muss man erst einen Schlüssel besorgen oder den Hausmeister suchen, ist man im Zweifelsfall bei der Ankunft schon nicht mehr müde. Dann lieber ein kurzer Powernap während Unterricht oder Arbeitszeit, in der Schulbank sitzend oder am Schreibtisch. Ausgenommen davon sind Arbeitsplätze, an denen Verletzungsgefahr besteht. Und natürlich im Auto.

In Japan ist der Powernap bereits praktizierte Realität. Dort dürfen Schüler und Schülerinnen im Unterricht einnicken. Bei uns wird dies nicht gern gesehen. Ich finde, es sollte zu einem Teil unserer Kultur werden. Gelebt nicht nur in der U- oder S-Bahn oder im Bus oder Flieger oder ICE. Dort stören wir uns nämlich nicht so sehr daran, was die Umgebung sagt oder wie wir dabei aussehen. Wir lassen es eher zu. In der Schule oder im Job hingegen hält uns falsche Scham zurück: die Angst vor den Blicken und den dummen Kommentaren der Mitschüler, der Kollegen oder des Chefs. Lassen Sie sich davon nicht einschränken. Werden Sie ein Wegbereiter für den Powernap!

Was bei Tage gilt, ist abends und nachts übrigens nicht anders: Wir werden etwa alle 90 bis 100 Minuten müde, jeweils für rund 30 Minuten. Wer dieses abendliche 30-Minuten-Intervall – ich nenne es Einschlaffenster – verpasst, schafft es erst mal nicht mehr einzuschlafen. Zumindest, wenn eine Schlafstörung da ist. Gleiches gilt für das Wiedereinschlafen, wenn man nachts wach wird. Dauert es länger als 30 Minuten, dann liegen Schlafgestörte in der Summe meist 90 bis 100 Minuten wach. Bis zum nächsten Müdigkeitsfenster.

DAS OPTIMALE SCHLAFFENSTER

Jeder Mensch hat ein individuelles Schlaffenster. Also eine Zeitphase, in der das Einschlafen am besten funktioniert und auf die besonders ruhiger, der sogenannte optimale Schlaf folgt. Gewohnheiten wie die tägliche Schlafenszeit können es beeinflussen. Vor allem sind es aber unsere Gene, welche für Abweichungen sorgen. Wie fast alle Lebewesen besitzen wir zirkadiane Uhren. Das sind Gruppen von Genen und die zugehörigen Proteine. Der Begriff zirkadian besagt, dass diese einem Zyklus unterliegen, der annähernd einen 24-Stunden-Takt hat. Das Wort zirkadian leitet sich vom lateinischen circa ab – ungefähr.

Etwa 20 Prozent unseres Genoms, also der Gesamtheit der menschlichen Gene, ist heutigen Schätzungen zufolge rhythmisch geprägt. Dieser innere Takt beeinflusst zum Beispiel die Funktionen der Leber, der Nieren, des Immunsystems, des Zentralnervensystem und der Verdauung. Unsere inneren Uhren helfen uns dabei, uns dem Tag-Nacht-Rhythmus der Erdumdrehung anzupassen, ohne uns dabei zu sehr einzuschränken. Denn würde unser Schlaf allein von äußeren Parametern wie dem Wechsel von hell zu dunkel bestimmt, kämen wir angesichts der zumindest in Städten allgegenwärtigen Lichtquellen kaum noch zur Ruhe. Auch die Nahrungsaufnahme kann die inneren Uhren beeinflussen. Das geht so weit, dass wissenschaftlich nachgewiesen aus der nachtaktiven Ratte ein Tag-Tier werden kann, wenn man ihr nur tagsüber Nahrung anbietet.

Interessant ist, dass der zirkadiane Rhythmus von Mensch zu Mensch variiert. So gibt es welche, die einen inneren 25,3-Stunden-Takt haben, während andere im 23,1-Stunden-Takt leben. Bei allen Menschen sorgt dieser individuelle Rhythmus jedoch dafür, dass der Kortisolspiegel und die Körpertemperatur am Abend sinken – zwei wichtige zusätzliche Voraussetzungen für einen erholsamen Schlaf. Ob jemand die Nacht davor schlecht geschlafen oder tagsüber einen langen Mittagsschlaf gehalten hat, ist dabei unerheblich. Üblicherweise, und das nennen wir die homöostatische Schlafregulierung, sind die Schlafhormone zwischen 22 bis 23 Uhr und circa sechs Uhr hoch, die Wachhormone, das Stresshormon Kortisol und die Körpertemperatur hingegen niedrig. Genau dies ist das ideale Schlaffenster: Es sorgt für die beste Schlafqualität. Die zirkadiane Schlafregulierung wird dabei wesentlich bestimmt vom Kortisol, Melatonin und dem Körpertemperaturrhythmus. Bei den sogenannten Lerchen, den Frühaufstehern, sind diese Rhythmen und damit das Schlaffenster etwas nach vorn verschoben und bei den Eulen, den Spätaufstehern, nach hinten, jeweils um ein bis zwei Stunden. Bei Jugendlichen, deren Hormone während der Pubertät ein wenig aus der Reihe tanzen, liegt das Schlaffenster zwischen 23 bis 24 Uhr und acht Uhr.

Neben dem zirkadianen Rhythmus reguliert noch ein anderer Faktor unseren Schlaf: die schon genannte Schlafhomöostase oder auch der Schlafdruck. Dieser hängt davon ab, wie stark die Schlafhormone in den Abendstunden ansteigen und die Wachhormone abfallen. Hat man zum Beispiel tagsüber geschlafen, sinkt das abendliche Schlafbedürfnis in der Regel, denn man hat den Hormonspiegel beeinflusst. Schlafhomöostase und zirkadianer Rhythmus sind fein aufeinander abgestimmt. Ihr Zusammenspiel sorgt dafür, dass der Nachtschlaf qualitativ immer besser ist als der Schlaf in Etappen oder der am Tag.

AUSNAHMEN SIND DIE REGEL

Gerade Jugendliche neigen dazu, am Wochenende lange, nämlich 10 bis 12 Stunden oder mehr zu schlafen. Viele gehen zum Beispiel erst um drei Uhr ins Bett und stehen um 14 Uhr auf. Sie kommen mit der nach hinten verschobenen Schlafzeit meist gut zurecht. Aber sicher wissen die wenigsten, dass die regelmäßige Verschiebung des Schlaffensters an den Wochenenden – man nennt das auch sozialen Jetlag – nicht die ideale Lösung ist. Das gilt im Übrigen auch für das Ernährungsverhalten und das Mikrobiom. Besser wäre es, die elf oder mehr Stunden Wochenendschlaf schon gegen 21.30 Uhr anzutreten, also der Einschlafzeit unter der Woche. Dass dieses ideale Schlaffenster am Wochenende sozial nicht vertretbar und ein Spaßkiller ist, leuchtet auch mir als Schlafmediziner ein. Meine Empfehlung daher: Partytime und langes Schlafen gern von Freitag auf Samstag. Von Samstag zu Sonntag sollte es aber schon wieder eher um 24 Uhr oder kurz danach ins Bett gehen und am Sonntagmorgen nicht so spät raus. Andernfalls findet man Sonntagabend schwer in den Schlaf.

Ein kurzes Wort noch zu den Eulen und Lerchen. Obwohl schon der bekannte griechische Gelehrte Aristoteles behauptete, dass Morgentypen gesünder, erfolgreicher und intellektueller sind, ist der »battle« zwischen den beiden Typen bis heute nicht entschieden. Erst kürzlich las ich in der hochdotierten wissenschaftlichen Zeitschrift *World Psychiatry*, dass aktuell noch immer unklar ist, ob die beiden Typen einen unterschiedlichen Einfluss auf die Psyche haben. Bislang werden dem Morgentyp noch mehr positive Attribute zugesprochen. Lerchen sind wissenschaftlich nachgewiesen weniger anfällig für Angsterkrankungen, Stimmungsschwankungen, ein Aufmerksamkeits-Defizit-Syndrom (ADHS), Schizophrenie, für Drogen-Missbrauch, Übergewicht und Herz-Kreislauf-Erkrankungen.

Lassen Sie sich jetzt aber nicht verunsichern, wenn Sie zu den Eulen zählen. Ich bin auch eine. Die Wissenschaft wird uns da in den kommenden Jahren noch viele neue Erkenntnisse zukommen lassen. Aus dem bisherigen Wissensstand lassen sich keine konkreten medizinischen Empfehlungen ableiten. Lediglich für die Leistungsfähigkeit. Ein Spättyp sollte einen Job finden, der ihn spät fordert, der Frühtyp umgekehrt. Bin ich deswegen vielleicht Schlafmediziner geworden? Die ersten zehn Jahre meiner schlafmedizinischen Laufbahn verbrachte ich sehr häufig abends und nachts im Schlafzentrum.

Zwei andere Schlaftypen sind der Kurz- und der Langschläfer. Weniger als sechs bis sieben Stunden schläft der Kurz- und mehr als neun Stunden der Langschläfer. Es scheint angeboren zu sein, welcher Typ Schläfer man ist: ein entsprechendes Kurzschlaf-Gen wurde bereits entdeckt. Auch für Eule und Lerche sind spezielle Gene bekannt. Es sind dieselben, die auch den zirkadianen Rhythmus steuern. Sie nennen sich Uhren-Gene. Durch das Licht-Dunkel-Zeitregime auf der Erde werden wir alle in den fixen 24-Stunden-Zyklus gedrängt – unabhängig von unserem eigenen genetischen Takt. Wäre das nicht so, würde unser körpereigener Rhythmus dem Tag-Nacht-Rhythmus langsam immer weiter voran- oder hinterherlaufen. Das kommt bei blinden Menschen ohne Lichtwahrnehmung vor. Ihr Schlaf-Wach-Rhythmus kann sich pro Tag um zum Beispiel 10 bis 20 Minuten nach vorn oder hinten verschieben. Die Folge ist, dass nach einigen Wochen bei den Betroffenen Nacht ist, wenn bei den Sehenden Tag ist. Im Lauf einiger Wochen gleicht sich diese Verschiebung dann wieder an. Man nennt diese Schlaf-Wach-Rhythmus-Störung Non-24: Nicht-24 Stunden-Rhythmus.

SCHLAF UND GESCHLECHT

Frauen schlafen etwas anders als Männer. Schon im Kindesalter schlafen Mädchen länger als die Jungs, und das bleibt so bis ins hohe Alter. Länger bedeutet bis zu 30 Minuten. Dafür laufen sie statistisch leider mehr Gefahr, schlechter zu schlafen und eine Schlafstörung zu entwickeln. Das mag mit den Hormonen und den Triggern zu tun haben, beispielsweise der Stillzeit und der Menopause. Eine aktuelle Metaanalyse verschiedener Forschungsergebnisse zum Thema scheint dies zu bestätigen: Frauen bewerten ihre Schlafqualität schlechter als Männer. Sie berichten zudem über mehr Schwankungen in ihrer Schlafqualität.

Interessant ist, dass es bei den Tagesrhythmen offenbar ebenfalls Unterschiede zwischen den Geschlechtern gibt. So wird Melatonin laut der Studie bei Frauen abends früher ausgeschüttet als bei Männern. Ähnlich ist es mit der Körperkerntemperatur, die ihren Höchstwert eher erreicht. Es ist wohl so, dass der weibliche zirkadiane Rhythmus, verglichen mit dem der Männer, um etwa sechs Minuten kürzer ist. Zum Glück taktet uns das Licht-Dunkel-Regime auf 24 Stunden. Sonst würden meine Frau und ich auf Dauer periodisch aneinander »vorbeileben«.

Ansonsten gibt es auch auffällige Gemeinsamkeiten. So drehen sich beide Geschlechter nachts mindestens drei- bis viermal im Schlaf. Bei jungen Paaren kann dies sogar synchron erfolgen. Was für ein interessantes Phänomen, welches uns die Natur da beschert. Je länger jedoch eine Partnerschaft dauert, desto mehr ändert sich dieses Verhalten. Nach zum Beispiel 15 Jahren Ehe dreht sich der Mann mit dem Rücken zur Partnerin, und dies sogar dann, wenn er auf der Seite schlafend Schulterschmerzen bekommt. Ein Phänomen, welches vielleicht nur die Tiefenpsychologie erklären kann? Meine schlafmedizinische Erklärung ist: Der alternde Schlaf braucht mehr Schlafkomfort und Ruhe. Sonst wäre es ja auch nicht so, dass gerade Ältere eher mal allein schlafen wollen. In der Presse kursiert sogar die Bezeichnung Sleep divorce, die Schlafscheidung. Circa 30 Prozent der amerikanischen Paare schlafen getrennt. Wenn man zum Beispiel dem Schnarchen des Partners ausweichen möchte, durchaus verständlich.

SCHLAF- UND WACHHORMONE

Das Schlafzentrum befindet sich im Inneren des Gehirns. Seine Schaltzentrale ist der Hypothalamus, der viele lebenswichtige Funktionen reguliert: Kreislauf, Körpertemperatur oder Hunger und Durst. Wenn wir nachts schlafen, bedeutet das nicht, dass auch das gesamte Gehirn herunterfährt. Es nutzt das sogenannte lokale Wachsein. Reihum sind verschiedene Hirnareale kurzzeitig hellwach. Am Tage gibt es ein ähnliches Phänomen. Wir sind nicht 16 Stunden wach, sondern einzelne Hirnareale gönnen sich auch am Tag eine Pause, schlafen also. Mal links vorn, mal rechts hinten, mal mittig usw. Man nennt es den lokalen Schlaf. Ob und wie man das bemerken kann, ist bisher nicht klar.

In Ihrem Körper arbeitet eine Vielzahl verschiedener Hormone zusammen, um Sie gesund und leistungsfähig zu halten. Im Folgenden möchte ich Ihnen jene vorstellen, die uns müde oder wach machen. Beginnen wir mit den Schlafhormonen. Unser wichtigster, weil am stärksten wirkender Schlafstoff ist die Gamma-Aminobuttersäure (GABA). Gebildet im Nervensystem und der Bauchspeicheldrüse verlangsamt dieser Botenstoff die Reizübertragung in Gehirn und Rückenmark, indem er Signale blockiert. Daher seine beruhigende Wirkung. Sowohl Menschen als auch Bakterien besitzen die Fähigkeit, GABA aus Glutamat zu gewinnen. Glutamat, ein Bestandteil der Glutaminsäure, wird im Körper selbst gebildet. Wir sprechen dann von endogenem Glutamat. Dieses ist ein wichtiger Botenstoff im Gehirn. Synthetisch hergestellt ist es als Geschmacksverstärker bekannt. Das ist das exogene Glutamat. Die GABA-Produzenten im Darm sind die beiden Bakterienstämme Escherichia und Lactobacillus. Fermentierte Lebensmittel wie Chinesisches Pao Cai, sauer eingelegter Weißkohl, beinhalten sie. Welche Rolle das bakterielle GABA für Hirnfunktionen und den Schlaf spielt, ist noch nicht ausreichend erforscht.

Die GABA-Rezeptoren, also jene Nervenverbindungen, an denen das Hormon wirkt, befinden sich im vorderen Teil des Hypothalamus, im sogenannten ventrolateralen präoptischen Kern (VLPO). Hat man zu wenig von diesen Rezeptoren, dann schläft man schlecht. Schon Anfang des 20. Jahrhunderts hat Constantin Freiherr von Economo, ein österreichischer Psychiater und Neurologe, herausgefunden, dass eine Enzephalitis, eine Entzündung des Gehirns, die auch den vorderen Hypothalamus, den VLPO betrifft, Schlafstörungen verursacht.

Melatonin ist das wohl bekannteste und populärste Schlafhormon. Es wird in der Zirbeldrüse, der Epiphyse, einem Teil des Zwischenhirns, aus Serotonin gebildet. Unsere Darmbakterien sind an der Synthese von Serotonin regulierend beteiligt. Ein Melatoninmangel kann zu Schlafproblemen führen, vornehmlich im Alter ab dem 55. Lebensjahr. Dann ist da noch das Melanin-konzentrierende Hormon (MCH), welches hinsichtlich seiner Bedeutung für den Schlaf noch wenig erforscht ist. Es fördert den Traumschlaf, aber auch den Nicht-Traumschlaf und hat einen Einfluss auf das Stresshormon Kortisol.

Weiterer Player im Schlafsystem ist das Adenosin, ein Abbauprodukt des Energieträgers ATP (Adenosintriphosphat) im Energiestoffwechsel. Adenosin kann den Fettabbau im Körper hemmen. Es erhöht zudem die Glukoseaufnahme in Fett und Muskeln. Zusätzlich zu diesen peripheren Wirkungen wirkt Adenosin im Gehirn, um Schlaf und Wachheit sowie Nahrungsaufnahme und Körpertemperatur zu regulieren. So stimuliert Adenosin die schon genannten GABA-Rezeptoren. Daher schlafen wir besser, wenn wir tagsüber Sport getrieben haben: Die Muskeln brauchen ATP als Antrieb und dieses wird zu Adenosin umgewandelt, wenn wir uns bewegen. Bei Frauen ist der Adenosin-Effekt stärker als bei Männern. Sie spüren ein Defizit offenbar auch mehr und reagieren eher mit schlechterem Schlaf, wenn die Bewegung am Tage gefehlt hat oder der späte Koffein-Genuss das Adenosin blockt.

Nun zu den Wachhormonen. Wichtigstes Hormon des Wachsystems ist das Orexin, auch Hypocretin genannt. Dieses Hormon wird vornehmlich im Hypothalamus gebildet, aber auch in den Gonaden, in den Eierstöcken und den Hoden. Der Neurotransmitter kontrolliert den Wechsel von Wachen und Schlafen. Menschen, die kein Orexin produzieren, leiden an Narkolepsie, der Schlafsucht. Orexin hat aber noch eine weitere Funktion: Es macht hungrig. Damit ist es das einzige Hormon aus dem Schlaf-Wach-System, welches unmittelbar einen Einfluss auf die Ernährung hat. Daher wird es uns im Folgenden auch noch öfter begegnen.

Ebenfalls ein Wachmacher ist das vor allem im Nebennierenmark gebildete Adrenalin. Es wird auch als Stresshormon bezeichnet, da es in Stresssituationen ins Blut ausgeschüttet wird und so unterschiedliche Effekte an verschiedenen Gruppen von Organen auslöst. Auch Noradrenalin gilt als Stresshormon. Es kurbelt die Ausschüttung von Adrenalin an. Dopamin hingegen ist auch als Glückshormon bekannt, da es unter anderem die Motivation und den Antrieb fördert. Histamin kennen viele Menschen in Verbindung mit Allergien und Juckreiz, denn es fördert die Immunantwort. Diese beeinflusst es durch seine Konzentration im Blut. Im Gehirn wirkt es als Wachmacher. Histamin ist von der Aminosäure Histidin abgeleitet und wird von verschiedenen Immunzellen in der Magen-Darm-Schleimhaut gebildet. Und dann ist da noch das ebenfalls als Glückshormon bekannte Serotonin. Dieses kann wach-, aber auch schlaffördernd sein, auch abhängig von den GABA-Rezeptoren, mit denen es interagiert. Entsprechend können Psychopharmaka, welche die Wirkung von Serotonin oder Dopamin beeinflussen, wach, aber auch müde machen, je nach Wirkmechanismus. Dazu hat es einen Einfluss auf Magen-Darm-Funktionen, weswegen auch ein Zusammenhang zwischen der Darmflora und der Serotoninkonzentration im Hippocampus bekannt ist.

Und dann ist noch das Stresshormon Kortisol zu erwähnen. Es gehört nicht zu den Schlaf-Wach-Hormonen, aber es stört den

Schlaf beträchtlich. Nachts ist es niedrig und steigt bei jedem von uns zwischen fünf und sechs Uhr morgens an. Der Anstieg ist unabhängig davon, ob man nachts gut oder schlecht oder gar nicht geschlafen hat oder erst spät ins Bett gegangen ist. Durch Kortisol wird der Schlaf unruhig. Kortisol ist sozusagen ein Weckreiz. Doch warum können Jugendliche, wenn sie erst morgens von einer Party nach Hause kommen, oder Schichtarbeiter, die ihre Nachtschicht beendet haben, trotzdem einschlafen? Trotz Kortisol und trotz bereits in der zweiten Nachthälfte wieder ansteigender Körpertemperatur? Wegen der Schlafhomöostase! Schlafhormone werden nicht abgebaut, wenn man durchmacht. Der Schlafdruck ist morgens dann so hoch, dass man trotz störend hoher Körpertemperatur und zu viel Kortisol einschlafen kann. Die erholsamen sieben bis acht Stunden schafft man bei Tag jedoch kaum, ausgenommen vielleicht in noch jungen Jahren. Und auch die Tagschlaf-Qualität ist merklich schlechter. Wenn man die Hintergründe kennt, ist das verständlich. Angehörige der Ärzteschaft, Pflegekräfte sowie viele andere Berufsgruppen spüren dies, wenn sie älter werden: Ihre Toleranz für Nachtarbeit nimmt ab und der Tagschlaf wird anstrengender und schlechter.

WOZU SCHLAF GUT IST

Im Übrigen kann dieser konkrete Umstand, der schlechte Schlaf bei Schichtarbeit, ein wesentlicher Grund dafür sein, sich weiterzubilden oder zu qualifizieren. Geht die neue Position mit regulärer Arbeitszeit einher, schläft man auch wieder besser. Was das Lernen betrifft, wissen wir heute, dass der Schlaf hier eine wesentliche Leistungsreserve ist. Und zwar dann, wenn man zwischen Lernen und Schlafen nur wenig andere Aktivität einbaut. Das Gelernte merkt sich am besten, wenn man sich direkt danach hinlegt und schläft. Das Lehrbuch unters Kopfkissen zu schieben bringt dagegen wenig. Es sei denn, es ist Ausdruck dessen, dass man bis just zum Einschlafen gelernt und es nicht mehr geschafft hat, das Buch beiseitezulegen. Um sich Gelerntes zu merken, genügt übrigens schon ruhiges entspanntes Wachen, ein Powernap von 5 bis 30 Minuten oder ein Mittagsschlaf von 90 Minuten. Effektiver ist aber der Nachtschlaf in beschriebener ausreichender Länge und Qualität. Die Gedächtnisprozesse laufen nachts im Tief- und im Traumschlaf ab. So ist der Tiefschlaf für das episodische und das motorische Gedächtnis zuträglich, die zweite Nachthälfte mit mehr Traumschlaf eher für das semantische – zum Beispiel Wörter merken – und emotionale Gedächtnis.

Unser Traumschlaf ist gekennzeichnet von den schnellen Bewegungen der Augen hinter den geschlossenen Lidern – daher die englische Bezeichnung Rapid Eye Movement oder kurz REM. Obwohl er im deutschen auch Traumschlaf genannt wird, träumen wir auch in einer anderen Phase der Nacht: dem Tiefschlaf. Das gilt für Kinder noch mehr als für Erwachsene. 80 Prozent der Trauminhalte haben mit Erlebtem zu tun. Im Lauf einer Nacht ändern sich die zugrunde liegenden Themen kaum. Wir schauen sozusagen einen Film in Etappen. Der Traumschlaf ist nicht nur für das Gedächtnis wichtig, sondern auch fürs Vergessen, vor allem emotional negativer Ereignisse. Erinnerungswürdige Momente können von den damit verbundenen negativen Emotionen abgekoppelt werden. Das geht umso besser, je ausreichender und erholsamer man schläft. Insbesondere die Traumschlafphasen sollten dabei ungestört, ohne häufiges Erwachen, verlaufen. Wir nennen das heute den Silent REM, den ruhigen Traumschlaf. Frauen haben einen solchen ruhigen Schlaf eher in der Zeit zwischen dem Eisprung und der nächsten Periode. Bei Schlafgestörten und Älteren geht dieser ruhige REM leider fast gänzlich verloren.

Eine mir oft gestellte Frage ist die nach dem »Schlaf in Etappen« oder dem polyphasischen Schlaf. Ja, man kann den Schlaf aufteilen, zum Beispiel einmal zwei Stunden und dann noch einmal sechs Stunden schlafen oder zweimal vier Stunden. Aber dies sollte nicht die Regel werden. Denn wirklich effektiv ist ja, wie bereits ausgeführt, nur der Nachtschlaf. Im Übrigen wissen wir heute, dass der Nachtschlaf umso wichtiger wird, je älter man ist. Gönnt man sich mit über 65 Jahren am Tag einen Mittagsschlaf, ist man danach zwar ausgeschlafen und erholt, aber das Gehirn hat davon nicht profitiert. Der Grund ist, dass tagsüber leider keine Entgiftungsprozesse im Gehirn ablaufen, sondern nur nachts.

Im Nachtschlaf öffnen sich nämlich Transportkanäle im Gehirn, das sogenannte glymphatische System. Über dieses transportiert das Gehirn Abbauprodukte aus dem Stoffwechsel Richtung anderer Organe ab. Diese zerlegen die Stoffe und scheiden sie aus. Ein wichtiger Vorgang, der vor Alzheimer- und Demenz-Eiweißen schützt! Diese sammeln sich tagsüber im Gehirn an und bilden Klumpen. Die Glymphe – das Abwasser des Gehirns – und dann die Lymphe – das Transportmedium des Körpers – befreien das Gehirn davon. Allerdings und noch einmal erwähnt: nur im Nachtschlaf. Ein gewichtiges Votum für den regelmäßigen Nachtschlaf, mit der Betonung auf regelmäßig.

Das Schlafstadium, welches uns das Gefühl vermittelt, geschlafen zu haben, ist übrigens der Tiefschlaf. Ohne Tiefschlaf fühlen sich Nächte an wie durchgemacht. Nächtliches Dösen oder kurzes Träumen nehmen die meisten Menschen nicht als Schlaf wahr. In meiner Sprechstunde höre ich dann Sätze wie »Heute Nacht habe ich überhaupt nicht geschlafen« oder »Doktor, ich schlafe seit Wochen gar nicht mehr«. Ich versuche die Betroffenen dann zu beruhigen. In 35 Jahren schlafmedizinischer Tätigkeit konnte ich bei meinen Patienten im Schlaflabor vielleicht zehn wirklich komplett schlaflos Nächte dokumentieren. Bei den meisten Betroffenen ist die empfundene Schlaflosigkeit eher fehlender Tiefschlaf. Was das empfundene Leid nicht schmälert!

So ist ein Tiefschlafentzug deutlich schlimmer als ein Traumschlafentzug. Nicht nur weil er einen des Gefühls beraubt, geschlafen zu haben. Tiefschlaf fördert die Zellregeneration und auch die Gedächtnisleistung. Auch wichtige Hormone werden im

Tiefschlaf produziert – und zwar ausschließlich dann: spezielle Geschlechtshormone zum Beispiel, die den Reifeprozess regulieren, und das menschliche Wachstumshormon. Gerade bei Kindern und Jugendlichen ist der Tiefschlaf deshalb für das Wachstum und die geschlechtliche Reifeentwicklung unerlässlich.

Ohne Traumschlaf geht es aber auch nicht. Wir brauchen diesen nicht nur zum Vergessen und um Erinnerungen zu generieren, sondern auch, um unsere Gefühle zu regulieren. Er erhält unsere mentale Gesundheit!

Und da sind all die anderen essenziellen Funktionen unseres Schlafs: Während wir nachts ruhen, rüstet sich der Körper beispielsweise immunologisch für den nächsten Tag. Ausgeschlafen kann er den Kampf gegen Viren, Bakterien, Parasiten oder Krebszellen besser ausfechten. Haut, Muskeln und Knochen brauchen Schlaf, um sich zu regenerieren. Schlaf verlangsamt so den Alterungsprozess. Das Herz-Kreislauf-System und die Atmung profitieren ebenfalls von der ausgedehnten Ruhephase: Sie fahren ja nachts beide herunter. Ebenso ist es mit der Magen-Darm-Tätigkeit. Sie ist vor allem im Tiefschlaf reduziert. Die Magensäuresekretion folgt ebenfalls dem zirkadianen Rhythmus. In der ersten Nachthälfte zwischen 22 und 2 Uhr steigt sie an und fällt danach ab. Die motorische Aktivität des Enddarms oder Rektums nimmt hingegen während des Schlafens zu. Das garantiert den Verschluss und das ist gut so. In Kombination mit einem höheren Druck im Analkanal sichert dies die Stuhlkontinenz während des Schlafes: Es kann nichts unfreiwillig verloren gehen. Im Übrigen erhöhen sich schlafend auch jene Hormone, die dafür verantwortlich sind, dass wir schlafend weniger Urin produzieren.

Es gibt also viele gute Gründe für einen gesunden Schlaf. Wir sollten ihn hüten und uns um ihn kümmern, wenn er gestört ist. Dazu gehört auch eine schlaffördernde Ernährung. Über diese können Sie sich in den folgenden Kapiteln schlaumachen.

AUF EINEN BLICK:

- Der Schlaf ist dann gesund, wenn man nachts ausreichend und mit guter Qualität schläft, am Morgen erholt aufwacht und tagsüber nicht müde bzw. schläfrig wird. Der Nachtschlaf ist der gesündeste und sollte für Erwachsene 7,5 bis 8 Stunden dauern und idealerweise möglichst regelmäßig zwischen 22 und 7 Uhr stattfinden. Gelingt das nicht, sollte man am Wochenende nachschlafen. Schläfrigkeit am Tage kann man mit einem Powernap von 5 bis 30 Minuten Länge abbauen.

Kapitel 2

DER GESTÖRTE SCHLAF

Ich möchte in Kürze auch auf den gestörten Schlaf eingehen. Ein gestörter Schlaf kann auch beeinflussen, wie wir essen und verdauen. Umgekehrt kann eine ungünstige Ernährung Schlafstörungen provozieren oder unterhalten. Und speziell der Insomnie, dem gestörten Nachtschlaf, ist ja dieses Buch gewidmet. Mit einer klugen Ernährung kann man diese zwar nicht behandeln, wohl aber zu einem besseren Schlaf beitragen. Im Folgenden stelle ich Ihnen die sechs wichtigsten Schlafstörungen und die dazugehörenden Therapien vor.

Sagen wir mal, alle Schlafbedingungen stimmen bei Ihnen: Sie essen täglich ein schlafförderndes Abendmahl, gehen mehr oder weniger entspannt und gut vorbereitet ins Bett, der Schlafkomfort ist optimal, aber Sie schlafen dann trotzdem anhaltend schlecht. Und zusätzlich oder unabhängig vom Nachtschlaf sind Sie nicht erholt und tagsüber müde oder sogar schläfrig. In diesem Fall sollten Sie sich in der Schlafmedizin vorstellen. Denn es kann sein, dass Sie an einer Schlaferkrankung leiden.

INSOMNIEN

Sie ist die häufigste Schlafstörung. Von einer Einschlafstörung Betroffene brauchen abends länger als 30 Minuten, um einzuschlafen. Wacht man mehrmals in der Nacht auf und liegt dann länger als 30 Minuten wach, dann hat man eine Durchschlafstörung. Bei frühmorgendlichem Erwachen ist die Nacht nach nur 5 bis 6 Stunden Schlaf vorbei. Passiert das mindestens dreimal in der Woche und hält länger als drei Monate an, dann handelt es sich um eine chronische Insomnie. Für mich ist nun der erste Schritt, mit der Person in meiner Praxis deren Schlaf-Wach-Verhalten zu erörtern: Was stört den Schlaf und gibt es Dinge, die sich vielleicht verbessern lassen? Es geht dabei um die sogenannte Schlafhygiene. Dazu gehören auch die Zubettgehrituale, wie gut man entspannen kann, wie viel man abends Computer und Smartphone nutzt, wann man zu Bett geht, wie viel man sich tagsüber bewegt und wie man sich abends ernährt. Letzterem ist dieses Buch gewidmet. Die anderen Tipps und Tricks finden Sie im Internet, auf Webseiten, in (meinen) Büchern und Podcasts oder bekommen Sie in Seminaren bzw. per Apps vermittelt. Viele Betroffene befolgen bereits die schlafhygienischen Tipps, haben sich umfassend informiert und schon viele Dinge ausprobiert. Daher hier nur zwei spezielle Tipps zu all dem. Erstens: Was dabei hilft, vor dem Zubettgehen zu entspannen, beziehungsweise wie man sich nachts, wenn man nicht wieder einschlafen kann, verhält, das darf individuell sehr unterschiedlich sein. Es gibt Menschen, die nur dann gut in den Schlaf finden, wenn sie sich zuvor körperlich auspowern. Bei anderen ist Sport kurz vorm Einschlafen jedoch kontraproduktiv. Und helfen beruhigende Sendungen wie Naturreportagen oder plauderige Talksendungen dabei herunterzukommen, darf der Fernseher durchaus im Schlafzimmer hängen. Vorausgesetzt, er ist mittels Timer so programmiert, dass er sich zum Beispiel nach 90 Minuten abschaltet.

Der zweite Tipp: Wer Einschlafprobleme hat, sollte seine Einschlaffenster, die ich schon beim Powernap erwähnt habe, »erforschen«. Wird man abends das erste Mal gegen 21 Uhr müde, wäre dies die richtige Zeit, um ins Bett zu gehen. Das nächste etwa 30-minütige Fenster folgt erst gegen 22.30 Uhr, das darauf circa um 24 Uhr.

Neben der Schlafhygiene rate ich zu passiven und aktiven Entspannungstechniken. Und gelegentlich dazu, rechtzeitig aufzustehen. Es mag seltsam klingen, aber Menschen, die schlecht schlafen, tendieren manchmal dazu, zu lange im Bett zu liegen. Bei Schlafproblemen kann es sinnvoll sein, die Zeit, die wach im Bett verbracht wird, kurz zu halten. Doch das ist nicht zu verallgemeinern. Es gibt auch Betroffene, die mit dem Wissen, eine lange Bettliegezeit haben zu können, beruhigter ins Bett gehen und dann auch besser schlafen oder mit der Schlafstörung besser umgehen können. Liegt eine Ein- oder Durchschlafstörung schon länger vor, kommt häufig noch die Angst vor schlechten Nächten dazu. Hier kann vielleicht ein Psychologe oder Psychotherapeut zusätzlich helfen. Manchmal tut es auch eine App. Bringt keine der genannten Techniken den erhofften Erfolg, bleiben noch leichte pflanzliche schlaffördernde Mittel. Das können etwa Baldrian-, Hopfen- oder Melissen-Mischungen sein, die es in der Apotheke gibt.

Natürlich stecken deren Wirkstoffe, wie Sie später lesen werden, zum Beispiel auch in Tees. In pflanzlichen Arzneimitteln sind diese jedoch höher konzentriert. Eine nächste Option ist das Nahrungsergänzungsmittel Tryptophan in Tablettenform. Vorausgesetzt, es sind über 98 Prozent reines Tryptophan enthalten. Die Aminosäure Tryptophan wird Ihnen beim Weiterlesen sehr oft begegnen, ist sie doch ein wesentlicher Bestandteil vieler schlaffördernder Nahrungsmittel. Sie werden aber mit der Nahrung schwerlich so viel Tryptophan zu sich nehmen können, wie eine Tablette beinhaltet. Zwischen 500 und 1500 Milligramm ist die für chronisch Schlafgestörte empfohlene Dosis. Das entspricht ungefähr vier bis zwölf Eiern der Größe M oder einer großen Schüssel Walnüsse. Da man diese milden Schlafförderer regelmäßig einnehmen muss, kommen wohl weder die Eier noch die Walnüsse als Tryptophanquelle in Betracht.

Das eher milde und vor allem einschlaffördernde Schlafhormon Melatonin habe ich Ihnen schon vorgestellt. Es wird in der Hirnanhangsdrüse oder Zirbeldrüse gebildet. In geringen Mengen lässt es sich gleichwohl mit vor allem pflanzlicher Nahrung aufnehmen. Daher wird es Ihnen im Buch auch öfter begegnen. Hilft dies alles nicht, weil eine eher schwere Schlafstörung vorliegt, folgen im Therapieschema der von mir sogenannten Stufentherapie die stärkeren Schlafmittel. Ein kurzer Exkurs dazu sei erlaubt und ist aus meiner Sicht auch sinnvoll, obwohl ich Ihnen mit diesem Buch ja vermitteln möchte, wie Sie diese schlaffördernden Mittel durch kluge Ernährung vielleicht vermeiden können. Das Vermeiden einer Schlafstörung wird nur gelingen, wenn Sie eine Ernährungsumstellung zum Beispiel in Kombination mit Entspannungstechniken rechtzeitig einsetzen, also im Anfangsstadium. Ist die Schlafstörung jedoch chronisch geworden, dann sind die Ernährungstipps eher eine zusätzliche Maßnahme.

Zu den potenten pharmazeutischen Hilfsmitteln gehören schlaffördernde Psychopharmaka und die eigentlichen Schlafmittel, die Hypnotika. Psychopharmaka sollten, wenn sie schlaffördernd wirken, nur in sehr niedrigen Dosen eingenommen werden. Es sei denn, die betroffene Person hat zusätzlich eine psychische Erkrankung, etwa eine Depression. Das beste Schlafmittel derzeit ist ein Wachblocker. Er gehört zu den Hypnotika und blockt den wach machenden Botenstoff Orexin, der ja auch Hunger macht. Als Ein- und Durchschlafmittel ist es für die Langzeittherapie geeignet und derzeit auch das einzige Medikament, welches von den Arzneimittelbehörden und den Kostenträgern für die Langzeittherapie einer Insomnie anerkannt ist.

Andernfalls kommen die sogenannten Z-Präparate in Betracht, von denen es drei mit unterschiedlicher Wirkungsdauer gibt. Diese Hypnotika verstärken die Wirkung der Gamma-Aminobuttersäure, kurz GABA, dem wichtigsten Schlafstoff im Gehirn. Einige Pflanzen und Nahrungsergänzungsmittel können dies ebenfalls, wie Sie später lesen werden, wenn auch deutlich schwächer.

Eine Medikamentengruppe sei noch erwähnt, die Antihistaminika. Allergiker erinnern sich vielleicht daran, dass die früher erhältlichen Antihistaminika müde machten: Sie blockieren das im Zwischenhirn aktive und Wachheit stimulierende Histamin. Es gibt rezeptfreie in der Apotheke erhältliche und verschreibungspflichtige schlaffördernde Antihistaminika. Diese Wirkstoffe sind eine gute Bedarfstherapie, wenn man dringend mal ausschlafen muss. Ich empfehle, insbesondere die frei verkäuflichen Mittel nur maximal zweimal pro Woche zu nehmen, idealerweise am Wochenende. Denn die Wirkung hält oft bis in den Vormittag an, was vor allem beim Autofahren gefährlich werden kann.

Bevor Sie sich jetzt in die Apotheke aufmachen, probieren Sie es vielleicht erst einmal mit einer für den Schlaf optimierten Ernährung. Insbesondere sensible Schläfer, also angehende Insomniker, können davon profitieren. Sensible Schläfer sind diejenigen, die in ihrem eigenen Bett am besten schlafen, die das Schnarchen und Rumwälzen des Partners nicht mehr tolerieren, die abends keinen Kaffee mehr trinken können und gelegentlich schlecht ein- und/oder durchschlafen. Zu den milden Insomnikern gehören alle, die ein- bis zweimal in der Woche sehr schlecht und an den Wochenenden und im Urlaub besser schlafen. Auch für sie kann die Ernährungsumstellung oder gezielte Einnahme von schlaffördernden Nahrungsbestandteilen eine wichtige Rolle spielen. Bei einer schweren chronischen Insomnie hingegen bleibt der erholsame Schlaf in der Regel auch am Wochenende oder im Urlaub aus. Bei derart Betroffenen ist die Nahrungsumstellung wie auch die Schlafhygiene und eine Verhaltenstherapie tatsächlich nur ein zusätzliches Tool.

SCHLAFBEZOGENE ATMUNGSSTÖRUNGEN

Sie gehören ebenfalls zu den häufigen Schlafstörungen. Insbesondere die obstruktive Schlafapnoe (OSA) verdient den Namen Volkskrankheit. Sie betrifft etwa 46 Prozent der deutschen Erwachsenen, dabei zwei- bis dreimal so viele Männer wie Frauen. Außerdem nimmt sie im Alter zu.

Eine OSA entsteht, wenn das weiche Gewebe im hinteren Rachenraum erschlafft und so den Luftfluss blockiert. Bei der seltenen Zentralen Schlafapnoe (ZSA) sind unregelmäßige Atemsignale im Gehirn das Problem. Die Folge einer schlafbezogenen Atmungsstörung sind nächtliche Atmungsaussetzer (Apnoen) oder flache Atmungsperioden (Hypopnoen), die mit Sauerstoffschwankungen, Herz-Kreislauf-Schwankungen und Schnarchen einhergehen können. Sie können, müssen aber nicht den Schlaf stören. Behandelt werden sollten sie, wenn stündlich mehr als 15 Atmungsstörungen auftreten. Ist die Atmung seltener unterbrochen, aber es kommen Tagesschläfrigkeit und/oder ein erhöhtes Herz-Kreislauf-Risiko dazu, ist ebenfalls der Gang zum Arzt angezeigt, um eine Therapie zu besprechen.

Die Risiken einer Schlafapnoe sind vielschichtig, reichen von der Demenz bis hin zum Krebs und dem Schlaganfall. Herz-Kreislauf-Erkrankungen sind der bedeutendste Risikofaktor und sollen bei den weiblichen Betroffenen höher sein als bei den Männern. In Tiermodellen verändern eine Schlaffragmentierung und die nächtlichen Sauerstoffabfälle auch die Zusammensetzung des Darmmikrobioms und verringern die Intaktheit der Darmwandbarriere, was Insulinresistenz und systemische Entzündungen fördert. Es gibt auch erste Hinweise dafür, dass Veränderungen im Darmmikrobiom Menschen für die Entwicklung von Schlafapnoe oder Schlafstörungen prädisponieren kann.

Verschiedene Faktoren können eine Schlafapnoe verstärken, darunter das Alter, das Gewicht, Medikamente oder Drogen und die Angewohnheit, auf dem Rücken zu schlafen. Standardtherapie war und ist die nächtliche Überdruckatmung. Eine auf der Nase sitzende Maske drückt hier Luft in die Lunge, gegen die Betroffene ausatmen müssen. So entsteht ein Überdruck, auch im Rachen, dessen Luftsäule den oberen Atemweg offen hält. Die Therapie ist gewöhnungsbedürftig, aber sehr effektiv und bis heute durch keine andere Methode ersetzbar. Die Unterkieferprotrusionsschiene eignet sich für Menschen mit einer milden bis moderaten Schlafapnoe, die zum Teil lageabhängig ist. Sie empfiehlt sich auch bei einer Retrognathie, einem nach hinten versetzten (kleinen) Unterkiefer. Das Prinzip der Therapie ist die nächtliche Vorverlagerung des Unterkiefers und damit des Zungengrundes. Damit wird im Rachen mehr Platz geschaffen und der Atemweg vergrößert.

Chirurgische Methoden, zum Beispiel ein Zungenschrittmacher, kommen zum Einsatz, wenn Hals-Nasen-Ohren-Arzt und Schlafmediziner dies als sinnvoll erachten. Das ist zum Beispiel der Fall, wenn die oben genannten beiden Methoden nicht helfen. Die Effektivität der chirurgischen Verfahren hängt stark von der richtigen Auswahl der Patienten und des Verfahrens ab.

Die Bedeutung des Mikrobioms und der Ernährung ist, wie bereits angedeutet, auch bei der Schlafapnoe angekommen. In einer Studie wurden die metabolomischen Eigenschaften des Urins von Patienten mit einer Schlafapnoe analysiert. Das Metabolom ist ein umfangreiches Netzwerk, das die meisten charakteristischen Stoffwechsel-Eigenschaften einer Zelle, des Gewebes oder des Organismus zusammenfasst. Es fanden sich 20 Metaboliten, die mit dem Schweregrad der Erkrankung im Zusammenhang stehen. Das bietet schon einmal eine neue Perspektive für die Diagnose der Schlafapnoe. Und es gibt auch erste Hinweise dafür, dass eine pflanzliche Ernährung Einfluss auf Atmungsstörungen haben kann. Das ergab eine Untersuchung von mehr als 14 000 Personen, bei denen die Ernährungsgewohnheiten im Zusammenhang mit einer Schlafapnoe erhoben wurden. Einer der potenziellen Mechanismen, durch die eine gesunde Ernährung

Schlafapnoe-Patienten zugutekommen könnte, sind demnach Veränderungen im Darmmikrobiom.

Die Ernährung spielt natürlich auch eine Rolle hinsichtlich des Übergewichts. Dieses kann eine Schlafapnoe potenzieren oder auch auslösen. Je mehr ein Mensch wiegt, desto mehr nächtliche Atmungsstörungen treten auf, wenn die Anlage dazu besteht oder eine Schlafapnoe vorliegt. Grund dafür sind der Halsumfang und auch geringe Fetteinlagerungen im Zungengrund und an den Seitenwänden des Rachens. Dieser wird dann einfach eng. Die derzeit viel diskutierten Abnehmspritzen zeigen, dass die Atmungsstörungen weniger werden, wenn sich das Gewicht reduziert. Je nach Präparat verlieren behandelte Frauen und Männer bis zu 20 Prozent Körpergewicht, manche auch mehr. Eine Person, die vorher 100 Kilogramm wog, bringt dann nur noch 80 Kilogramm auf die Waage. Die Medikamente müssen jedoch dauerhaft angewandt werden, um den Effekt beizubehalten. In der Praxis muss sich zudem noch zeigen, dass diese auch ohne zusätzliche Diät beziehungsweise auch bei Vorhandensein diverser Begleiterkrankungen so effektiv sind, wie in den bisherigen Untersuchungen festgestellt, und keine dauerhaften Nebenwirkungen entstehen. In den vorliegenden Studien hielten die Teilnehmer zusätzlich Diät und folgten Empfehlungen zur körperlichen Betätigung. Das kann für sich genommen ebenfalls funktionieren. Es ist nur deutlich schwieriger und ineffektiver.

Starke Schmerzmittel können schlafbezogene Atmungsstörungen negativ beeinflussen, und wer mit Atmungsstörungen zu tun hat, sollte überdies den Alkoholkonsum einschränken. Zuviel davon lähmt die Rachenmuskulatur und hat Einfluss auf das Atmungszentrum, provoziert also unregelmäßige Atmung. Das erlebt jeder Schnarcher, der ein Glas zu viel getrunken hat. Ein zusätzlicher guter Grund, Alkohol zu meiden.

SCHLAFBEZOGENE BEWEGUNGSSTÖRUNGEN

Die dritte größere Gruppe von Schlafstörungen sind solche, bei denen unkontrollierte Bewegungen das Einschlafen und den Schlaf schwer machen. Dazu gehört zum Beispiel das Restless-Legs-Syndrom (RLS). Betroffene haben Missempfindungen in den Beinen. Diese äußern sich als Unruhe, Ziehen, Kribbeln oder auch Schmerzen und treten am Abend, vor dem Schlaf oder mitten in der Nacht auf. Selten sind auch andere Extremitäten betroffen. Bei der schweren Form verschieben sich die Beschwerden sogar in den Tag. Mit geschätzten zwei bis zehn Prozent der Bevölkerung ist das RLS eine der häufigsten neurologischen Erkrankungen. Frauen haben eine bis zu 50 Prozent höhere Wahrscheinlichkeit, daran zu erkranken.

Was hilft? Zuerst einmal aufstehen und umherlaufen. Dadurch sollten die Missempfindungen verschwinden. Halten diese an, empfehle ich, die Blutwerte überprüfen zu lassen. Fehlt dem Organismus Eisen, kann das die Erkrankung auslösen oder verstärken. In diesem Fall ist eine antientzündliche und eisenreiche Ernährung angezeigt. Zu den Lebensmitteln, die reich an Eisen sind, gehören unter anderem Leber oder rotes Muskelfleisch, Vollkornhaferflocken, Hülsenfrüchte wie Linsen oder Sojabohnen, Nüsse, Pistazien, Sonnenblumenkerne, Spinat und Würzpflanzen wie Petersilie oder Zwiebeln. Vitamin C, zum Beispiel etwas Orangensaft zum Essen, hilft dem Körper dabei, das Eisen aufzunehmen. Liegt ein ausgeprägter Mangel vor, empfehlen sich Eisentabletten oder eine Eiseninfusion beim Hausarzt.

Bei manchen Betroffenen mit leichtem RLS zeigen Magnesiumpräparate eine gute Wirkung. Auch kann es helfen, koffeinhaltige Produkte zu meiden. Neu ist die sogenannte Peroneus-Nerv-Stimulation, eine Therapie mechanischer Natur. Eine um die Unterschenkel gelegte Manschette aktiviert elektrisch die Muskulatur, sobald die Beine unruhig werden. Das kann die Empfindungen mindern und erspart das Aufstehen, so die Idee.

Einen ähnlichen Ansatz verfolgt die Vibrationstherapie. Hier liegen die Beine auf einer Vibrationsmatte, die bei Bedarf angeschaltet wird.

Was das RLS auslöst, ist bislang nicht geklärt. Möglicherweise liegt eine Störung des Botenstoffwechsels vor: Entweder produziert das Gehirn nicht genügend Dopamin oder das Nervensystem verwertet dieses nicht richtig.

Wenn all die genannten Maßnahmen nicht mehr helfen, bleibt deshalb eine medikamentöse Therapie mit sogenannten dopaminergen Arzneien. Diese gleichen den Dopaminmangel aus, zumindest für eine gewisse Zeit. Psychopharmaka (Gabapentin und Pregabalin) kommen ebenfalls infrage und sind laut aktueller Empfehlungen den Dopaminpräparaten zu Beginn einer medikamentösen Therapie vorzuziehen.

DIE SCHLAF-WACH-RHYTHMUS-STÖRUNGEN

Hierzu gehören der Jetlag, der nach vorn oder hinten verschobene Schlafrhythmus und das Schichtarbeitersyndrom. Beginnen wir mit der Schichtarbeit. Denn da sind wir schon unmittelbar beim Thema Schlaf und Ernährung. Schichtarbeiter ernähren sich dann, wenn ihre Arbeit es zulässt – in der Regel außerhalb üblicher Essenszeiten. Sie nehmen statistisch betrachtet mehr gesättigte Fettsäuren zu sich und trinken mehr Softdrinks. Gesättigte Fettsäuren sind in den meisten tierischen Fetten enthalten, so vor allem in Käse, Butter, Wurst und Fleisch. In einigen Pflanzenfetten wie Kakaobutter, Kokosfett oder Palmöl stecken ebenfalls gesättigte Fettsäuren. In größeren Mengen konsumiert gelten sie als schädlich für Herz und Kreislauf.

Schichtarbeit oder Nachtdienst zwingt den Körper, Leistung zu erbringen, wenn dieser dafür gar nicht bereit ist. Das hat Folgen. Rund 40 Prozent der Beschäftigten kämpfen mit Schlafstörungen, die häufig auch dann anhalten, wenn sich die Arbeitsbedingungen ändern. Unfälle werden wahrscheinlicher, ebenso Herz-

Kreislauf-Erkrankungen. Manche Menschen kommen damit aber auch gut zurecht.

Ich war zum Beispiel einmal zu einem Schlafvortrag bei Eisenbahnern zu Gast. Nachts warten und reparieren sie Züge, damit wir tagsüber sicher von A nach B kommen. Es waren recht außergewöhnliche Menschen, die da in meinem Vortrag saßen. Die meisten waren Dauernachtschichtler. Doch nur wenige hatten laut eigener Aussage tagsüber Schlafprobleme oder Müdigkeitsbeschwerden während der Schicht. Vor meinem Auftritt, es war gegen zwei Uhr nachts und Pausenzeit, ging es in die Kantine. Was und wie viel dort konsumiert wurde, beeindruckte mich. Fleisch und Pommes mit Nachschlag, so viel jeder wollte, ein Zeichen für guten Appetit und viel Platz im Magen. Wegen der zum Teil harten körperlichen Arbeit ist dieses Essverhalten aber kein automatisches Ticket zum Dickwerden. Die Kalorien werden durch den »Knochenjob« in der Regel gebraucht und umgesetzt. So auch mein subjektiver Eindruck von den meisten, in diesem Fall, Herren, die mit mir am Konferenztisch saßen. Sie waren mehrheitlich gut genährt, aber nicht übergewichtig.

Nun zum verzögerten Schlafphasensyndrom. Menschen mit dieser Erkrankung gelingt es nur schwer, rechtzeitig einzuschlafen und aufzuwachen. Ihre Schlafenszeiten weichen mindestens zwei Stunden von der gesellschaftlichen Norm ab. Das heißt, dass Betroffene zum Beispiel erst weit nach Mitternacht einschlafen und dafür am Morgen Probleme haben, rechtzeitig aufzustehen. Das klingt vertraut? Verschlafen, Zuspätkommen, Schläfrigkeit: Bei Jugendlichen tritt das verzögerte Schlafphasensyndrom erheblich häufiger und ausgeprägter auf als bei Erwachsenen. Denn ihr zirkadianer Rhythmus ändert sich während der Pubertät. Mitunter spielen die Gene eine Rolle. Das nach vorn verlagerte Schlafphasensyndrom ist seltener und häufiger bei Älteren. Im Gegensatz zu den Jugendlichen verschiebt sich der Schlafrhythmus in die andere Richtung. Die Bettzeit beginnt dann schon um 21 oder 22 Uhr.

Auf einen verschobenen Schlafrhythmus lässt sich über die Ernährung Einfluss nehmen. Entscheidend sind hier die Essenszeiten. Jugendliche, die abends schwer in den Schlaf finden, sollten früher zu Abend essen und auch zeitiger frühstücken. Mit Koffein und Melatonin oder Lichttherapie lässt sich die innere Uhr zusätzlich justieren.

Jetlag – ebenfalls eine Schlaf-Wach-Rhythmus-Störung – klingt schick nach Fernreisen, ist für Betroffene jedoch durchaus quälend. Insbesondere, wenn sie nach Ankunft direkt beruflich funktionieren müssen. Flugzeuge sind eng und laut. Die halb sitzende Position bietet keinen Schlafkomfort und selbst die Liegen in der Business-Klasse sind oft schmal und nicht plan. Insbesondere Schlafgestörte kommen so nicht zur Ruhe. Führt eine Reise zudem über mehrere Zeitzonen, gerät die innere Uhr aus dem Takt.

Gelegentlich werde ich für Empfehlungen herangezogen, wie am besten mit Jetlag umzugehen ist – zum Beispiel von Sportlern vor einem Flug zur Olympiade. Eine Möglichkeit ist, kurz vor dem Schlafengehen am Ankunftsort Melatonin zu nehmen. Die Essenszeiten schon während der Reise an die des Zielorts anzupassen, eine weitere. Bislang habe ich bei solchen Beratungen die Qualität und Quantität der Nahrung noch wenig in Betracht gezogen. Mein Wissen hat sich aber mit Schreiben dieses Buches deutlich erweitert, und in Zukunft werde ich sicher auch Nahrungstipps geben können.

Für Ihren nächsten Flug können Sie Folgendes in Erwägung ziehen: Haben Sie im Flieger Zeit, etwa vier Stunden zu ruhen, dann essen Sie etwas, auch Süßes, und trinken Sie dazu einen Kräutertee. Alkohol hingegen ist kontraproduktiv. Die Urlaubsreise mit einem Glas Sekt zu feiern ist sicher schön. Aber es sollte bei einem Glas bleiben. Eine Studie des Deutschen Zentrums für Luft- und Raumfahrt (DLR) zeigt, dass Alkohol in der Höhe das Herz über Gebühr belasten kann. Das liegt am niedrigen Luftdruck im Flugzeug. Er sorgt dafür, dass der Sauerstoffgehalt im Blut abfällt. Alkohol verstärkt diesen Effekt. Das kann sich auch im Schlaf bemerkbar machen: Eigentlich würde die Herzfrequenz nun abfallen. Das Herz versucht jedoch den niedrigen Sauerstoffgehalt auszugleichen, indem es schneller schlägt. Ein mögliches Risiko insbesondere für Menschen mit Bluthochdruck, Herzrhythmusstörungen oder Lungenerkrankungen.

Nur bei Bedarf, das heißt, wenn Sie den Schlaf dringend brauchen, nehmen Sie eine Schlaftablette, oder wenn Sie sich nicht im normalen Schlaffenster bzw. Powernap-Fenster befinden, konkret eine Melatonin-Tablette. Haben Sie die Möglichkeit, während der Reise länger zu schlafen, dann darf es eines der im Abschnitt über die Insomnien genannten Antihistaminika sein. Allen guten Schläfern möchte ich nahelegen: Sie brauchen keine Schlafhelfer. Aber nutzen Sie gern einen Einschlaf-Ernährungstipp. Ob Kirschsaft oder Kiwi, das ergibt sich aus den folgenden Kapiteln.

PARASOMNIEN

Parasomnien sind für Schlafmediziner hochinteressant. Da gibt es zum Beispiel das Schlafwandeln, bei dem sich Menschen im Tiefschlaf bewegen, und das meist koordiniert. Während der Traumschlafverhaltensstörung sind die Bewegungen eher unkoordiniert: Traumszenen führen zu Strampeln und Schlagen, weil die Muskulatur nicht wie im REM-Schlaf üblich blockiert ist. Lange Tief- oder Traumphasen provozieren eine Parasomnie, so auch Phänomene wie den vor allem bei Kindern auftretenden Nachtschreck oder Pavor nocturnus, das nächtliche Schreien oder aber den Albtraum.

Albträume kennen die meisten Menschen. Sie gehen mit Gefühlen wie Angst oder Ekel einher und sind manchmal so intensiv, dass Betroffene aufwachen. War der Tag belastend oder der Film vor dem Einschlafen zu gruselig, können aus Träumen Albträume entstehen. Ihr Einsatz erfolgt häufig dann, wenn eine Traumphase sehr lange andauert. Betroffene mit psychischen Problemen oder Erkrankungen, als Beispiel sei die Depression genannt, verbringen zum Teil derart viel Zeit in einer einzelnen Phase Traumschlaf, dass sich bei ihnen auch die erschreckenden Träume häufen. Doch wie unterscheidet man einen Albtraum, der bei 85 Prozent der Erwachsenen einmal im Jahr auftritt, von einem »nur« schlechten Traum? Die schlechten Träume sind häufiger, man wird aus ihnen eher langsam wach und hat dabei auch nur verschwommene Erinnerungen. Beim Albtraum ist es anders. Man wird plötzlich wach, kann sich gut an den Trauminhalt erinnern und ist zusätzlich bedrückt, ängstlich und/oder innerlich erregt.

Die genannten Parasomnien lassen sich nur bedingt mit Ernährung beeinflussen. Ein Produkt, das den Tiefschlaf fördert, provoziert möglicherweise Episoden des Schlafwandelns. Eines, das zu mehr Traumschlaf verhilft, mag Albträume begünstigen. Von Alkohol weiß man, dass er zuweilen die erste Tiefschlafphase verlängert. Für Schlafwandler heißt das: bitte meiden! Koffein verkürzt in manchen Fällen sowohl den Tief- als auch den Traumschlaf. Koffeinhaltige Produkte eignen sich dennoch nicht dazu, Parasomnien zu behandeln: Kaffee oder Tee lassen die Schlafqualität leiden, was eine Insomnie hervorrufen kann. Besser: ein Wirkstoff, der den Schlaf nicht stört, aber Tief- bzw. Traumschlaf kürzt. Dazu lassen Sie sich am besten von den Schlafmedizinern beraten.

Eine Parasomnie, vor allem das Schlafwandeln in sehr jungen Jahren (viertes bis sechstes Lebensjahr) kann wieder verschwinden, aber auch zu einer chronischen Schlafstörung werden. Eine Traumschlafverhaltensstörung, die häufig im Alter von über 50 beginnt, bleibt häufig bestehen und muss, beziehungsweise sollte, spätestens dann behandelt werden, wenn man sich oder andere verletzt. In meiner Praxis habe ich tatsächlich die Erfahrung gemacht, dass Schlafwandeln oder die Traumschlafverhaltensstörung die Patienten erst dann zu uns führen, wenn etwas Seltsames, Skurriles oder Gefährliches passiert ist. Das ist der Fall, wenn Kinder/Jugendliche im Tiefschlaf träumen und schlafwandlerisch aus dem Fenster flüchten oder wenn der Ü-50-Ehepartner nachts im Traumschlaf nicht nur geistig, sondern auch körperlich mit seinem Gegner kämpft.

Und noch eine Parasomnie ist erwähnenswert, denn sie hat unmittelbar mit der Ernährung zu tun. Wir unterscheiden dabei die Sleep-related eating disorder, die schlafbezogene Essstörung, und die sogenannten Nachtesser, das Night-Eating-Syndrom. Wieviele Menschen genau unter der Schlafbezogenen Essstörung leiden, ist nicht bekannt. Sie sind selten, betreffen deutlich häufiger Frauen. Beim morgendlichen Aufwachen finden die Betroffenen mit einer schlafbezogenen Essstörung Reste nächtlicher Snack-Attacken wie leere Keksschachteln oder Chipstüten im oder neben dem Bett. Erinnern können sie sich aber an nichts. Denn die Episoden gehen mit einer partiellen oder kompletten Amnesie einher. Manche Betroffene erfahren deshalb erst dann etwas von ihrer Erkrankung, wenn sie nachts beobachtet werden, weil morgens etwas im Kühlschrank fehlt oder weil sie immer mehr zunehmen. Es handelt sich hier um eine Nicht-Traumschlaf-Parasomnie, das heißt, sie entfaltet sich nur im Leicht- und/oder Tiefschlaf. Manchmal ist sie angeboren, meist tritt sie jedoch gemeinsam mit anderen Schlafstörungen wie zum Beispiel der Insomnie oder dem Restless-Legs-Syndrom auf. Sie kann auch durch psychoaktive Medikamente provoziert werden. Ein weiterer möglicher Einflussfaktor mögen Diäten sein. Eine Kalorienrestriktion am Tage kann möglicherweise den nächtlichen Hunger zusätzlich provozieren. Eine andere Parasomnie, die Sexsomnie kommt dagegen mehr bei den Männern vor, zu 80 Prozent.

Die Nachtesser, eine andere Kategorie, hingegen sind sich bewusst, dass sie essen. Wachen sie nachts auf, finden sie erst wieder in den Schlaf, wenn sie etwas zu sich genommen haben. Etwa ein bis zwei Prozent der Bevölkerung plündern Schätzungen zufolge auf diese Weise nachts den Kühlschrank. Morgens haben sie dann weniger Appetit. Die Ursache ist bislang nicht geklärt. Es könnte sich um eine Schlafstörung oder eine psychische

Erkrankung handeln. Vielleicht ist das nächtliche Essen auch eine Variante des Binge-Eatings, einer durch exzessives Essen gekennzeichneten Essstörung – oder eine eigenständige Form der Essstörung. Beiden vorgestellten Phänomen ist gemeinsam: der spezielle Appetit auf Deftiges und Süßes und die Gefahr, an Gewicht zuzulegen. Eine mögliche Behandlung ist die oben genannte medikamentöse Therapie.

HYPERSOMNIEN

Eine sechste und letzte Gruppe von Schlafstörungen, die ich vorstellen möchte, ist die Hypersomnie, die pathologische Schläfrigkeit. Hier dominiert das Schlafsystem gegenüber dem Wachsystem. Wer an Hypersomnie leidet, schläft nachts ausreichend. Und obwohl nachts ausreichend und qualitativ gut geschlafen wird, überkommt einen die Schläfrigkeit, das unfreiwillige oder freiwillige Einschlafen, auch tagsüber. Das lässt sich im Schlaflabor im Rahmen eines sogenannten Schläfrigkeitstests nachweisen. Dabei ist es dunkel, ruhig und die Person legt sich alle zwei Stunden für jeweils 20 Minuten hin. Sie schläft dann zuverlässig in den einzelnen Tests ein. Dabei geht das Einschlafen im Durchschnitt über die vier bis fünf durchgeführten Tests schneller als acht Minuten. Diese gemittelte Einschlaflatenz von nur 8 Minuten oder weniger ist das entscheidende Diagnosekriterium für eine Hypersomnie. Zudem werden Betroffene morgens nur schwer wach, egal, wie viel sie zuvor geschlafen haben. Die sogenannte angeborene Tagesschläfrigkeit beginnt schon im Kindes- oder Jugendalter.

Eine Sonderform der Hypersomnie ist die auch als Schlafkrankheit bekannte Narkolepsie. Im Gehirn mangelt es hier an jenen Nervenzellen, die den wach und hungrig machenden Botenstoff Orexin produzieren. Und es gibt auch ein Narkolepsie-Gen. Die Narkolepsie hat einige typische Symptome. So sind Betroffene, während sie einschlafen oder aufwachen, manchmal für kurze Phasen nicht fähig, sich zu bewegen oder zu sprechen,

Schlafparalyse genannt. Traum und Realität lassen sich in diesen Momenten für sie schwer unterscheiden. Manche Betroffene sehen oder hören auch bei Tag Dinge, die nicht real sind. Intensive Emotionen wie Lachen oder Ärger können zudem häufig dazu führen, dass die Muskeln kurzzeitig erschlaffen, Kataplexie genannt. Erschlafft die gesamte Haltemuskulatur, dann fällt man hin, meist gefolgt von einem unfreiwilligen Kurzschlaf. Derartige Schlafattacken am Tage zeichnen sich dadurch aus, dass man schnell in den Traumschlaf verfällt, was normalerweise nicht der Fall ist.

Leichte Tagesschläfrigkeit oder Müdigkeit am Tage lässt sich gegebenenfalls mit Koffein beheben. Aber am Abend eingenommen blockt Koffein das Adenosin. Adenosin ist ja einer der schlaffördernden Stoffe in unserem Körper. Und zumindest ich schlafe schlechter ein, wenn ich abends einen Kaffee zu mir genommen habe. Wahrscheinlich geht es Ihnen ähnlich? Das Ganze wurde mal in einer Studie gezeigt: Die zwölf Teilnehmenden bekamen in drei verschiedenen Zeitabständen vor dem Zubettgehen jeweils 400 Milligramm Koffein verabreicht. Das entspricht einem sehr großen Kaffeepott mit über 400 Milliliter. Direkt vor dem Zubettgehen störte das Koffein den Schlaf erheblich. So empfanden es nicht nur die Teilnehmenden. Die Schlaf-Messungen bestätigten dies ebenfalls. Ähnlich war es drei Stunden vor dem Schlafengehen. Nahmen sie das Koffein hingegen sechs Stunden vor dem Einschlafen, bemerkten die Probanden keinen Effekt mehr. Dieser war jedoch laut Schlaf-Aufzeichnung immer noch vorhanden: Sie schliefen im Schnitt eine Stunde weniger und die Einschlafzeit verlängerte sich um 20 Minuten. Scheint nicht viel, ist aber für sensible und schlechte Schläfer, zu denen ich mich zähle, durchaus relevant. Wenn man Koffein als Wachmacher nutzt, dann also bitte nur bis zum frühen Nachmittag.

Zu erwähnen sind auch die Energydrinks. Eine norwegische Erhebung bei mehr als 50 000 jungen Personen zwischen 18 und 35 untersuchte deren Auswirkungen auf den Schlaf. Sowohl

Männer als auch Frauen, die täglich Energydrinks konsumieren, gaben an, etwa eine halbe Stunde weniger zu schlafen als diejenigen, die nur gelegentlich oder gar keine derartigen Drinks konsumierten. Ähnliche Zusammenhänge wurden auch in Bezug auf die Wachzeit in der Nacht und eine längere Einschlafzeit beobachtet. Schlaflosigkeit trat sowohl bei Frauen als auch bei Männern mit täglichem Konsum häufiger auf als bei denen, die gelegentlich oder gar nicht konsumierten. Energydrinks mögen Hypersomnie-Betroffenen helfen, gut über den Tag zu kommen, ähnlich dem Kaffee, sind aber ebenso potenziell schlafstörend.

Wacher machen kann aber auch eine kohlenhydratarme Ernährung oder eine Ketodiät. In einer Studie mit Narkoleptikern besserte sich im Verlauf von zehn Wochen die Schläfrigkeit am Tage und die nächtliche Schlafqualität.

Lebensmittel mit wach machenden Inhaltsstoffen sind Guaranafrüchte, deren Samen zu Energydrinks verarbeitet werden. Aber auch harmlos wirkende Pflanzen wie Ingwer, Minze und Brennnessel sollen Müdigkeit vertreiben. Brennnessel erfrischt dabei nicht nur den Geist, sondern auch die Haut. Helfen all diese Maßnahmen nicht mehr, braucht man als Hypersomniker eine Hallo-Wach-Tablette. Diese ist verfügbar und ein Segen für die Betroffenen. Denn mit dem Wachmacher ist man wieder arbeits- und gesellschaftsfähig, wenn er wirkt. Zwei medikamentöse Wachmacher sind in Deutschland dafür zugelassen. Einer von ihnen blockiert das wach machende Histamin und der andere wirkt über Serotonin und Noradrenalin.

All diese vorgestellten verschiedenen Formen von Schlafstörungen hindern die nächtliche Erholung. Sie sollten abgeklärt und gegebenenfalls therapiert werden. Das gilt auch für alle anderen Symptome, die einen nicht durchschlafen lassen: häufiges nächtliches Wasserlassen zum Beispiel, Kopfschmerzen, nächtlicher Bluthochdruck oder Herzrhythmusstörungen.

Eine gesunde und gezielte abendliche Ernährung wird bei den erwähnten Schlafstörungen als alleinige Maßnahme nicht ausreichend sein. Sie kann aber zu einem besseren Schlaf beitragen, vielleicht verhindern, dass sich die Situation verschlechtert, oder die jeweilige verordnete spezifische Therapie unterstützen.

AUF EINEN BLICK:

- Die sechs großen Gruppen der Schlafstörungen sind: Chronische Insomnie, Schlafbezogene Atmungsstörungen, Bewegungsstörungen im Schlaf (z.B. Restless-Legs-Syndrom), Schlaf-Wach-Rhythmus-Störungen (Schichtarbeiter-Syndrom), Parasomnien (z.B. Schlafwandeln) und Hypersomnien (z.B. Narkolepsie). Alle Schlafstörungen sind gut diagnostizierbar und können behandelt werden. Eine Ernährungsumstellung kann Teil der Schlafhygiene sein.

Kapitel 3

GRUNDLAGEN DER ERNÄHRUNG

Richtige Ernährung ist eine Ressource unserer Gesundheit. Sie kann zudem schlaffördernd oder -störend sein.

Ein guter Freund und Sternekoch hat mir von zehn Faustregeln berichtet, die er für sich aufgestellt hat. Ich denke, sie veranschaulichen auf einfache Weise, was eine ausgewogene Ernährung ausmacht.

REGEL 1: DIE ERNÄHRUNGSPYRAMIDE

Die klassische Ernährungspyramide ist unten breit und oben spitz. Die breite Basis der Ernährung sollten Getränke bilden: idealerweise Wasser und ungesüßte Früchte- und Kräutertees. Die nächste Ebene gehört den pflanzlichen Lebensmitteln: Gemüse, Obst und Salate gehören auf den täglichen Speiseplan. Je bunter die Auswahl, desto besser. Denn diese pflanzlichen Zutaten liefern wichtige Nährstoffe und machen in der Regel kalorienarm satt. Zudem fördern sie ein vielfältiges Mikrobiom, also die Gesamtheit der Pilze und Bakterien in unserem Magen und Darm, die uns Vitamine liefern und bei der Verdauung unterstützen.

Etwas schmaler ist die darüber liegende Ebene der Getreideprodukte, also Brot, Nudeln, Reis oder Getreideflocken. In ihnen stecken Kohlenhydrate, die schnell Energie liefern. Weiter hoch geht es auf der Pyramide zu den Milchprodukten. Wer Laktose, also Milchzucker, gut verträgt, bekommt darüber die tägliche Portion tierisches Eiweiß. Milch, Joghurt, Quark, Käse, Hüttenkäse oder der trendige Skyr enthalten auch wichtige B-Vitamine und Kalzium.

Die nächste Stufe der Pyramide gehört dem Fisch. Gerade die fetten Seefische wie Sardine, Hering oder Makrele sind reich an Omega-3-Fettsäuren und lassen sich vielseitig zubereiten. Frisch ist am besten. Bei Sardinen tut es zur Not auch der Fisch aus der Dose. Hering schmeckt ebenfalls als Brathering oder Bismarckhering. Achten Sie beim Kauf auf Fische, die in Fischratgebern als unbedenklich eingestuft sind, und orientieren Sie sich an Umweltsiegeln. Und nicht vergessen: Süßwasserfische wie Forelle oder Karpfen bringen ebenfalls genussvoll Eiweiß auf den Teller!

Nun fehlt noch das Fleisch. Heute ist es Massenware, in der westlichen Welt überall und günstig verfügbar. Doch so lange ist es gar nicht her, dass es bei uns nur am Sonntag auf den Tisch kam. Ich finde das gar nicht schlecht. Lieber kaufe ich weniger, aber dafür qualitativ besseres Fleisch aus artgerechter Haltung. Dieses bildet die schlanke Spitze unserer Ernährungspyramide.

REGEL 2: DIE PORTIONEN

Diese Regel betrifft die pflanzliche Ebene unserer Pyramide. Fünf Portionen Gemüse und Obst sollen es täglich sein, und zwar dreimal Gemüse und zweimal Obst. Was heißt dabei Portion? Genau eine Handvoll. Kombiniert mit täglich einer Handvoll Nüsse und Saaten, schmecken Salat und Gemüse besonders gut.

REGEL 3: ZUCKER UND SALZ

Regel Nummer 3 betrifft das Kochen, oder besser: das Abschmecken. Zucker und Salz gehören natürlich dazu, aber beides, insbesondere der Zucker, eher sparsam. Versalzenes Essen ist ohnehin ungenießbar. Manche Menschen kommen sogar gut damit klar, zumindest auf den Industriezucker ganz zu verzichten. Meldet sich der Appetit auf Süßes, greifen sie nur noch zu Obst. Auch Fertigprodukte sind damit vom Ernährungsplan gestrichen. Das mal auszuprobieren schadet sicher nicht.

REGEL 4: FETTE

Womit sollte man braten? Regel Nummer 4 besagt, dass wir hauptsächlich pflanzliche Öle mit mehrfach ungesättigten Fettsäuren benutzen sollten. Dazu gehören Rapsöl, Sonnenblumenöl, Olivenöl oder auch Sojaöl. Gehärtete Fette gehören eigentlich gar nicht in unsere Küche – sie werden quasi in unserem Körper wieder hart. Das möchte sich keiner vorstellen.

REGEL 5: RICHTIGES GAREN

In vielen Rezepten werden die Temperaturen zu heiß und mit zu langen Zubereitungszeiten angegeben. Doch beim Braten mit zu hoher Hitze, aber auch beim Kochen können Schadstoffe entstehen. In kohlenhydratreichen Lebensmitteln bildet sich zum Beispiel Acrylamid, welches das Krebsrisiko potenziell erhöht. Sogenannte heterozyklische aromatische Amine (HAA) wiederum entstehen bei starker Hitze auf der Oberfläche von eiweißhaltigen Lebensmitteln. Sie können das Erbgut verändern. Und sie können zu Darmentzündungen, zur Veränderung des dopaminergen Systems und zu Schädigungen im Hippocampus, dem Gedächtniszwischenspeicher im Gehirn, führen. Direkt oder indirekt über eine Schädigung des Darmmikrobioms, das ist noch unklar. Für einen gesunden Schlaf ist das alles nicht fördernd. Also runter mit der Temperatur. Außerdem sollten Lebensmittel nur so lange wie nötig gegart werden, um Vitamine und Mineralien zu erhalten.

REGEL 6: VOLLKORN

Tja, und was sollte man noch essen? Die 6. Regel schlägt vor, öfter zu Vollkornprodukten zu greifen: Vollkornbrot, Vollkornmehl oder braunen Reis. Denn in den Randschichten des Korns stecken wichtige Ballaststoffe, auch Präbiotika genannt. Diese bringen den Darm in Bewegung und sind ein Schmankerl für die förderlichen Darmbakterien. Sekundäre Pflanzenstoffe, Mineralstoffe wie Zink, Eisen und Magnesium und Vitamin B1, B2 und Folsäure sind ebenfalls in Vollkorn enthalten.

REGEL 7: GETRÄNKE

Und was trinken wir zu all dem? Gegen ein Glas Wein oder ein Bier ab und an zur richtigen Zeit ist sicher nichts einzuwenden. Doch so, wie das Pflanzliche die Basis unserer Ernährung sein sollte, ist die flüssige Basis nun mal alkoholfrei. Eine aktuelle Analyse mehrerer Studien zum Alkoholkonsum zeigt, dass dieser selbst in geringen Mengen nicht gesundheitsfördernd ist. Ein Einfluss geringer Mengen auf die Lebenserwartung konnte bisher jedoch nicht nachgewiesen werden.

Übermäßiger Alkoholgenuss steht im Zusammenhang mit mehr als 200 negativen gesundheitlichen Folgen wie Krankheiten und Unfällen. Derzeit mehren sich die wissenschaftlichen Hinweise vor allem hinsichtlich von Krebserkrankungen. Starker Alkoholkonsum – mindestens acht Standardgetränke pro Woche für Frauen und 15 für Männer – und Rauschtrinken – vier oder mehr Getränke in zwei Stunden für Frauen und fünf oder mehr für Männer – erhöhen dieses Risiko deutlich. Das beim Alkohol-

(Ethanol-)Abbau entstehende Molekül Acetaldehyd soll dieses Risiko provozieren. Ein Standardgetränk nach US-Definition enthält 14 Gramm Alkohol, was einem Glas Wein (140 ml) entspricht. Bei Weintrinkern ist das Krebsrisiko geringer, ebenso bei denjenigen, die nur zum Essen etwas trinken. Neben dem Krebsrisiko gibt es noch den Einfluss auf den Östrogen- und Testosteronspiegel im Blut. Dennoch ist Alkohol aus unserem sozialen Gefüge schwer wegzudenken. Hier gilt es, abzuwägen und reflektiert mit dem Trinken umzugehen. Der sogenannte Damp – also fast trockene – Lifestyle, der in den sozialen Medien trendet, zeigt, wohin die Entwicklung gehen kann: kein totaler Verzicht, aber ein sehr bewusster Umgang mit Alkohol. Den pflege ich auch.

Der Espresso am Morgen hingegen gehört für viele weiterhin zum Start in den Tag. Verständlich: Koffein macht Menschen offenbar glücklicher – die Studienlage dazu ist recht robust. Es gibt sogar Anzeichen dafür, dass dieser stimmungsaufhellende Effekt längerfristig anhält. Menschen, die drei bis vier Tassen koffeinhaltigen Kaffee pro Tag trinken, leiden demnach seltener an Depressionen. Und obwohl Kaffee manchen Menschen Herzklopfen macht, scheinen drei Tassen am Tag auch der Herzgesundheit zuträglich zu sein. Das Risiko, eine koronare Herzkrankheit, Herzversagen oder Herzrhythmusstörungen zu entwickeln, sinkt. Selbst wer lieber entkoffeiniert trinkt, profitiert offenbar von dieser herzschützenden Wirkung. Nun stammen diese Erkenntnisse aus Korrelationsstudien, und Korrelation ist nicht gleichbedeutend mit Kausalität. Es könnten also auch andere Faktoren als der Kaffee hinter den interessanten Ergebnissen stecken. Einige randomisierte kontrollierte Studien – der Goldstandard in der medizinischen Forschung – legen jedoch ebenfalls nahe, dass moderater Kaffeekonsum die Biomarker für Herzkrankheiten reduzieren kann.

Die folgenden Regeln haben mehr mit einer allgemeinen Lebenseinstellung und Einstellung zur Ernährung zu tun, aber es tut uns sicher gut, sie zu befolgen.

REGEL 8: AKTIV LEBEN

Bleiben Sie sportlich und in Bewegung.

REGEL 9 UND 10: VIELFÄLTIG GENIESSEN

Essen Sie abwechslungsreich und eher kleinere Mahlzeiten als das opulente Mahl. Forsten Sie sich durch die Vielfalt an Lebensmitteln und essen Sie nicht zu spät, wie uns die Schlafmedizin lehrt.

Und zu guter Letzt: Genießen Sie! Genießen Sie mit Bedacht und mit Zeit! Haben Sie Freude am Essen. Ich hoffe, dass die folgenden Ausführungen dazu beitragen.

Kapitel 4

WIE SICH DARM UND SCHLAF GEGENSEITIG BEEINFLUSSEN

Viele Menschen achten auf ihr Gewicht und wissen, dass Fitness und gesunde Ernährung hier die entscheidenden Stellschrauben sind. Darüber wird sich auch viel ausgetauscht. Was aber den meisten nicht bekannt sein dürfte, ist die Tatsache, dass der Darm auch etwas mit dem Schlaf zu tun hat – und zwar unabhängig von spätem Essen, das schwer im Magen liegt. Das merke ich persönlich auch. Es geht aber bereits jungen schlafgesunden Studenten so. Liegen Abendessen und Zubettgehen drei Stunden oder weniger auseinander, wachen sie wissenschaftlich nachgewiesen nachts häufiger auf.

Die Darmhormone spielen eine entscheidende Rolle bei der Nahrungsaufnahme. Nicht nur für die Verdauung selbst. Ihre Aufgaben sind vielfältig: Sie signalisieren dem Gehirn zum Beispiel, ob Hunger oder Appetit angebracht sind. Ihr Spiegel reguliert, wie viele körpereigene Nährstoffe andere Organen produzieren, aber auch, wie empfindlich jene Zellen sind, die Fett speichern. So lösen jeder Apfelschnitz und jeder Schluck heiße Schokolade, die wir zu uns nehmen, eine Kaskade von hormonellen, entzündlichen und neuronalen Signalen aus. Mitspieler in diesem Ensemble sind zum Beispiel der unter anderem für Schmerzempfinden und Schlaf wichtige Botenstoff Serotonin, die um Appetit und Sättigung buhlenden Gegenspieler Ghrelin und Leptin, die Gallensäuren, aber auch die Inkretine. Letztere sind Hormone, die im Magen-Darm-Trakt gebildet und nach einer Mahlzeit ausgeschüttet werden. Abhängig vom Blutzuckerspiegel regulieren sie, wie viel Insulin und Glucagon die Bauchspeicheldrüse abgibt. Das beeinflusst unter anderem, wie wir Zucker verstoffwechseln.

Von Inkretinen haben wahrscheinlich die wenigsten bislang gehört. Den Begriff GLP-1 hingegen könnte man kennen. Über das Glucagon-like Peptide-1, so der komplette Name, oder vielmehr seine Analoga, also künstlichen Nachbauten, wird seit einiger Zeit viel in den Medien geschrieben. Wirkstoffe wie Tirzepatid (im Medikament Mounjaro), Semaglutid (in Wegovy und Ozempic) oder Liraglutid (in Saxenda) wurden ursprünglich für Diabetiker entwickelt. Wie das körpereigene Hormon GLP-1 senken sie den Blutzucker. Sie verringern jedoch auch den Appetit, was sie zu den bislang erfolgreichsten Medikamenten im Kampf gegen Adipositas macht. GLP-1 wird auf natürliche Weise nach dem Essen im Dünndarm ausgeschüttet. Neben dem gastroinhibitorischen Peptid (GIP) ist es das wichtigste Darmhormon.

DARM IN BEWEGUNG

Darüber, warum wir nachts normalerweise nicht auf die Toilette müssen, habe ich schon im ersten Kapitel geschrieben. Aber was machen Durchfall oder Verstopfung, zwei Merkmale der gestörten Darmgesundheit, mit unserem Schlaf? Sie beeinflussen ihn merklich. Andererseits scheint gesunder Schlaf vor Durchfall zu schützen. Überraschenderweise haben Verstopfungen im Vergleich zum Durchfall einen schwächeren Effekt auf den Schlaf. Das dürfte vor allem Ältere beruhigen. Verstopfungen stören hauptsächlich, aber nur gering, den Tiefschlaf. Interessant ist, dass sich bei Frauen, die sehr lange schlafen, das Risiko erhöht, eine Verstopfung zu bekommen. Bei Männern trifft es eher jene, die weniger schlafen als der Durchschnitt. Neben den Hilfsmitteln, die gegen Verstopfung helfen können, kann die Änderung der Schlafdauer also eine zusätzliche Maßnahme sein. Achten Sie daher auf Ihre Schlafzeit, wenn Sie an Verstopfungen leiden. Frauen sollten dann unter sieben Stunden schlafen, Männer hingegen ausschlafen, um Verstopfungen zu lindern. Bei Männern profitierten das Mikrobiom und der Stoffwechsel auch durch das Ausschlafen am Wochenende, wenn man an den Werktagen zu kurz geschlafen hat.

Nachts öfter kurz aufzuwachen – die Schlafmedizin nennt diese Episoden Arousals – fördert ebenfalls eine Verstopfung. Betroffen sind davon oft Schlafapnoe-Patienten, aber auch Personen mit Insomnie und solche mit periodischen Beinbewegungen, kurz PLMS. Ebenso können Schichtarbeiter infolge ihres gestörten Schlaf-Wach-Rhythmus eher Schwierigkeiten mit der Darmentleerung haben.

DAS MIKROBIOM

Egal, ob wir wach sind oder schlafen – wir sind dabei nie alleine. Der menschliche Körper ist ein Biotop für Mikroorganismen. Etwa 40 Billionen davon leben auf und in uns: Bakterien, Pilze, Viren und die sogenannten Archaeen, bakterienähnliche Einzeller. Das ist gesünder, als es sich anhört. Der Mensch gibt diesem sogenannten Mikrobiom ein Zuhause und Nahrung. Viele der beteiligten Mikroben steuern dafür Vorgänge im Darm, schützen die Hautbarriere, befeuern das Immunsystem, senken den Cholesterinspiegel und regulieren möglicherweise sogar die Gefühle und den Schlaf mit. Ohne sie wären wir nicht lebensfähig. Gemeinsam mit diesen Mikroorganismen bilden wir einen Superorganismus. Und der scheint sehr individuell zu sein, es gibt aber auch Gemeinsamkeiten.

Interessant ist in diesem Zusammenhang die Entdeckung, dass je mehr Menschen miteinander interagieren, desto ähnlicher ist die Zusammensetzung ihrer Darmmikroorganismen, selbst wenn sie nicht zusammenleben. In Dörfern in Honduras, wo die Interaktionen hauptsächlich von Angesicht zu Angesicht stattfinden und die Menschen nur minimal Antibiotika und verarbeiteten Lebensmitteln ausgesetzt sind, haben die im selben Haus lebenden Menschen bis zu 14 Prozent der mikrobiellen Stämme in ihrem Darm gemeinsam. Bei denen, die nicht zusammenleben, sich aber regelmäßig sehen, sind es zehn Prozent. Auch Freunde von Freunden haben mehr gemeinsam, als man zufällig erwarten würde, was darauf hindeutet, dass unsere sozialen Kontakte auch unser Mikrobiom beeinflussen.

Ich bin kein Spezialist auf diesem Gebiet. Aber ich finde es beeindruckend, dass wir, wenn wir heute über den Schlaf sprechen, auch die Mikroorganismen im Darm berücksichtigen müssen. Allein dort wurden bislang bis zu 2000 verschiedene Bakterienarten, die wiederum viele Untergruppen haben, identifiziert. Doch nur rund 300 davon kommen bei jedem Menschen vor. Die Mikrobiota ist also sehr individuell. Früher nannte man deren Gesamtheit die Darmflora. Flora, weil Mikroorganismen da noch zu den Pflanzen gezählt wurden. Heute bilden Bakterien eine eigene Domäne. Erst Anfang der Nullerjahre begannen Forscher, die DNA dieser Mikroben zu analysieren. Seitdem lernen wir ständig Neues über sie: zum Beispiel über die Art und Anzahl der Mikroorganismen, aber auch darüber, wie die Mikrobiota sich im Laufe eines Lebens verändert und wie sie die Entstehung und Heilung von Krankheiten beeinflusst.

Das Mikrobiom ist zum Beispiel der Trainer unseres Immunsystems. Der Magen-Darm-Trakt beherbergt die höchste Konzentration an Immunzellen im Körper, die ständig in Kommunikation mit der Nahrung stehen. Dadurch lernen unsere Abwehrzellen zu unterscheiden, was für den Körper gefährlich ist, inklusive Krankheitserreger in Lebensmitteln, und was sie dulden können. Unsere Mikroben-Mitbewohner erledigen jedoch noch etliche weitere Aufgaben. So können sie Neurotransmitter synthetisieren, die an der Appetitkontrolle beteiligt sind, darunter Dopamin, Serotonin, Acetylcholin, Noradrenalin und sogar GABA. Doch die komplexen Signalwege vom Darm zum Gehirn sind noch wenig verstanden.

Die Darmbakterien helfen auch bei der Verdauung und produzieren Vitamine und essenzielle Aminosäuren, also Eiweißbausteine, die der Körper alleine nicht herstellen kann. Zu ihnen gehört übrigens auch das Tryptophan, wichtig für den Schlaf, und ein mikrobielles Abbauprodukt von Tryptophan, die Indol-Säuren. Diese wiederum stehen im Zusammenhang mit Belohnungsbereichen im Gehirn, dem Körpergewicht, einer Nahrungsmittelsucht und Angstzuständen. Eine vierwöchige Tryptophan-reiche Ernährung erhöht auch die Gehirnaktivierung in Bereichen, die mit Empathie im Zusammenhang stehen. Hier zeigt sich einmal mehr das enge Zusammenspiel zwischen Darm und Gehirn.

Aus Ballaststoffen und resistenter Stärke und Gallensäuren machen die Darmbakterien die sogenannten kurzkettigen Fettsäuren (SCFAs): vor allem Essigsäure (Acetat), Propionsäure (Propionat), Buttersäure (Butyrat) und Milchsäure (Laktat). Unsere kurzkettigen Fettsäuren sind zu über 95 Prozent aus dem Darm stammende mikrobielle Metaboliten. Die restlichen fünf Prozent stammen nicht von den Darmbakterien, sondern zum Beispiel von fermentierten Nahrungsmitteln, dem Abbau von langkettigen Fettsäuren oder dem Alkoholkonsum. Diese mikrobiellen Stoffwechselprodukte liefern den Schleimhautzellen des Darms Energie. Vieles deutet darauf hin, dass SCFAs zudem die neuronale Funktion beeinflussen.

SCFAs sind in der Lage, die Blut-Hirn-Schranke zu überwinden. Das ist eine Barriere aus Zellen, die filtert, welche vom Blut transportierten Stoffe ins Gehirn gelangen dürfen. Das Blut kann wichtige Botenstoffe enthalten wie Hormone oder die SCFAs, aber auch Krankheitserreger oder Toxine. Die meisten SCFAs haben allgemein einen positiven Einfluss auf das Nervensystem. So verhindern sie unter anderem entzündliche Prozesse im Gehirn, die sogenannte Neuroinflammation. Darüber hinaus unterstützen sie die Neurogenese, also die Bildung neuer Nervenzellen, und das neuronale Gleichgewicht, die Homöostase. Das bedeutet, dass jene Nervenzellen, die zu einem bestimmten Zeitpunkt gebraucht werden, auch tätig werden können.

SCFAs sind auch an der Magen-Darm-Funktion, der Blutdruckregulierung, der für den Schlaf wichtigen zirkadianen Regulierung und der Immunfunktion beteiligt. Und sie stimulieren die Freisetzung von anorexigenen Hormonen wie dem GLP-1 und dem Peptid YY. Beide signalisieren auf dem Weg nach oben hin zum Hypothalamus das Sättigungsgefühl. Unverdaute Ballaststoffe, hauptsächlich aus Obst und Gemüse, sind auch die Hauptenergiequelle für Darmmikroorganismen.

Veränderungen der SCFAs wurden im Stuhl von Parkinson-Patienten, bei Autismus, Fettleibigkeit und chronischem Stress festgestellt. Im Tiermodell spielt die kurzkettige Fettsäure Butyrat eine Rolle bei der Verbesserung von Lernfähigkeit und Gedächtnis und mindert depressives Verhalten. Acetat hat auch einen positiven Einfluss auf depressives Verhalten.

Auch wenn wir sie nicht sehen können: Die Mikroorganismen sind ein wichtiger Bestandteil unseres Körpers. Allein ein Gramm des menschlichen Stuhls enthält schätzungsweise 1000 Milliarden Bakterien. Zusammengenommen wiegen die Mikroben eines Menschen Schätzungen zufolge ein bis zwei Kilogramm. Ihre Zusammensetzung variiert von Mensch zu Mensch. Die Grundausstattung bekommen wir von unserer Mutter, insbesondere auf dem Weg durch den Geburtskanal. So haben Kinder, die durch Spontangeburt auf die Welt kommen, ein anderes, »besseres« Mikrobiom als solche, die mit Kaiserschnitt geboren wurden. Die Fütterung eines Babys, das per Kaiserschnitt geboren wurde, mit Milch, die ein winziges Stück vom Stuhl der Mutter enthält, eine sogenannte fäkale Mikrobiom-Transplantation (FMT), führt nützliche Mikroben in seinen Darm ein. In ersten Ergebnissen einer klinischen Studie zeigten Stuhlproben, dass es einen deutlichen Unterschied zwischen der mikrobiellen Vielfalt von Babys gab, die 3,5 Milligramm vom Stuhl ihrer Mutter in der Milch erhielten, und denen, die reine Milch bekamen. Obwohl die Ergebnisse positiv sind, betonen die Forscher, dass diese Methode nicht zu Hause angewendet werden sollte, denn es muss sicher sein, dass der Stuhl, den man dem Neugeborenen gibt, keine Krankheitserreger enthält.

Auch Stillen verändert das mikrobielle Gefüge. Bis zum dritten Lebensjahr ist dessen Zusammenstellung zum größten Teil abgeschlossen und bleibt danach relativ stabil. Veränderungen gehören jedoch dazu. Sei es, weil wir reisen und unterwegs anders essen. Oder weil wir uns ein Haustier angeschafft haben. Vielleicht treiben wir auch mehr Sport als im Jahr zuvor und der Darm ist dadurch häufiger in Bewegung. Da die Mikroorganismen in unseren Stoffwechsel eingebunden sind, kommen Stress oder Schlafmangel ebenfalls bei ihnen an. Und dann wären da noch Medikamente: Antibiotika lindern von Bakterien verursachte Infektionen, indem sie diese daran hindern, sich zu vermehren, oder sie abtöten. Damit geht jedoch ein Verlust der Artenvielfalt einher. Auch andere Wirkstoffe hinterlassen im Mikrobiom Spuren.

So wie unser Schlaf von zwei fein aufeinander abgestimmten Prozessen reguliert wird – der zirkadianen Rhythmik und der Schlafhomöostase –, sind auch der Darm und das Mikrobiom Zyklen unterworfen. Tags zeigen die Mikroorganismen andere Aktivität als nachts und es gibt auch saisonale Schwankungen. Diese sind unabhängig von der Nahrungsaufnahme. Schlaf-Wach-Rhythmus-Störungen wie Schichtarbeit, Jetlag oder ein Schlafentzug stören jedoch deren regulären 24-Stunden-Rhythmus. Im Übrigen gibt es auch die Annahme, dass sich im Tierreich Fressrhythmen des Wirts mit der Mikrobiota im Darm synchronisieren, um Rhythmen in der angeborenen Darmimmunität zu fördern.

Das Mikrobiom kann das Essverhalten beeinflussen, aber welchen Einfluss hat unsere tägliche Ernährung auf das Mikrobiom? Lassen Sie mich eine aktuelle Studie zitieren. Diese Studie enthüllt eine metabolische Verbindung zwischen einem bestimmten Darmmikroorganismus und einem bestimmten Nahrungsmittel und liefert damit einen Rahmen für das Verständnis mikrobieller Reaktionen auf die Nahrung auf biochemischer Ebene. Es ist der Kaffee. Kaffee ist unter mehr als 150 Nahrungsmitteln dasjenige, welches die höchste Korrelation mit einer bestimmten Mikrobiomkomponente aufweist. Das ergab eine genetische Untersuchung bei 22 867 Teilnehmern aus England und den USA im Zusammenhang mit den Ernährungsgewohnheiten. Der Zusammenhang zwischen Kaffeekonsum und Mikrobiom war über verschiedene Populationen hinweg hochgradig reproduzierbar, was größtenteils auf das Vorhandensein und die Häufigkeit einer bestimmten Bakterien-Art, dem Lawsonibacter asaccharolyticus, zurückzuführen ist.

Die Ernährung scheint gleichzeitig der einfachste und effektivste Weg zu sein, das Mikrobiom zu pflegen. Denn die Mikroorganismen im Darm brauchen zum Beispiel Ballaststoffe. Diese stecken in Vollkornprodukten und allen Arten essbarer verzehrbare Pflanzenteile, von den Blüten über die Samen und Blätter bis hin zu den Knollen, Zwiebeln oder Wurzeln. Mindestens 30 verschiedene Pflanzenarten pro Woche zu essen gilt als optimal. Wer denkt, das sei nicht zu schaffen: Vollkornreis oder Quinoa zählen genauso wie Kräuter und Nüsse. Möglichst frisch und vor allem unverarbeitet sollten die Pflanzenbestandteile sein. Säfte zum Beispiel zählen nicht, da sie meist keine Fasern mehr enthalten. In solchen Fällen hilft ein Blick aufs Etikett: 6 g pro 100 g (oder 3 g pro 100 kcal) gelten bei verpackten oder verarbeiteten Produkten als ballaststoffreich. Schöner Nebeneffekt: Wer täglich mindestens 30 Gramm Ballaststoffe zu sich nimmt, tut nicht nur den eigenen Darmmikroben etwas Gutes. Die Fasern reduzieren erwiesenermaßen die Entzündungsreaktionen im Körper und senken das Risiko für Krebs, Diabetes und

Herz-Kreislauf-Erkrankungen. Anhand von Inulin konnte gezeigt werden, dass eine zweiwöchige Einnahme die Wirkung kalorienreicher Nahrungsmittel auf die Belohnungssysteme im Gehirn vermindert. Man kann Ballaststoffe auch synthetisieren. Ich rate dennoch zu den natürlichen Ballaststoffen. So findet sich Inulin zum Beispiel in Zwiebeln oder Chicorée.

Ziel ist ein möglichst diverses Mikrobiom. Je vielfältiger die Population im Darm, desto stabiler ist sie – und umso besser darin, unerwünschte Neuankömmlinge, also Erreger, abzuwehren. Umgekehrt kann ein Ungleichgewicht zwischen den Darmbakterien, eine sogenannte Dysbiose, verschiedene lokale Krankheiten verursachen. Zu ihnen gehören das Reizdarmsyndrom, Nahrungsmittelunverträglichkeiten, die chronisch entzündlichen Darmerkrankungen sowie Infektionen. Ein ungünstig verändertes Mikrobiom scheint auch das Gewicht zu beeinflussen, eine Glukose-Intoleranz zu begünstigen und zu Entzündungsreaktionen im weißen Bauchfett zu führen. Das weiße Bauchfett liegt in der Bauchhöhle und umgibt dort die inneren Organe. Es ist die Fettreserve, die man nicht sieht und nicht ertasten kann. Zu viel davon erhöht das Risiko für Herzinfarkt, Bluthochdruck, Schlaganfall, Arteriosklerose, Diabetes, das metabolische Syndrom (die Kombination aus Übergewicht, erhöhtem Blutdruck und erhöhten Fettwerten), eine Thrombose, Alzheimer und Krebserkrankungen.

DIE DARM-HIRN-ACHSE

Gilt es komplizierte Vorgänge zu regeln, geht nichts über gute Kommunikation. Das ist auch in unserem Körper so. Eine wichtige Verbindung, über die Informationen ausgetauscht werden, ist die sogenannte Darm-Hirn-Achse. Mit mehr als 20 verschiedenen Drüsen-Zellen, die über 30 Botenstoffe abgeben, ist der Darm das größte Hormon-produzierende Organ in unserem Körper. Mit dem Gehirn tauscht er sich mittels Hormonen aus, die vor allem vom Magen, aber auch von anderen Teilen des Körpers in die Blutbahn ausgeschüttet werden. Einige dieser Hormone beeinflussen unseren Appetit: Der Magen »denkt« hier mit. Erreichen diese Hormone das Gehirn, leitet dieses die Suche nach Nahrung ein oder bricht sie ab.

Ein entscheidender Kommunikationsweg ist hier der Vagusnerv. Der längste und zehnte unserer zwölf Hirnnerven erstreckt sich vom Gehirn aus entlang beider Halsseiten über den Brustkorb bis zum Darm. Vom Magen-Darm-Trakt, den Atemwegen und dem Herzkreislaufsystem bekommt er Updates, die ins Gehirn geschickt werden, zum Beispiel, wie die Verdauung gerade läuft und wie daher in Sachen Nahrungsverarbeitung weiter zu verfahren ist. Eine fettreiche Ernährung mindert die vagale Signalgebung. Unsere Mikroben tragen also eifrig zum entlang der Darm-Hirn-Achse gesendeten Informationsfluss bei. So beeinflussen sie das Immunsystem über die immunologisch wirksamen Enzyme (Zytokine) oder Gewebshormone (Prostaglandine). Jene wiederum regulieren den Schlaf mit: Sie machen müde oder wach. Sie nutzen aber auch die Verbindung über das endokrinologische (hormonelle) System. Der Darm reguliert unter anderem, wie viel des Stresshormons Kortisol, des Glückshormons Serotonin und von der schlaffördernden Aminosäure und Serotonin-Vorstufe Tryptophan im Blut zirkuliert. Immerhin 90 Prozent des Serotonins werden im Darm freigesetzt und nicht dort, wo es eigentlich wirkt: im Gehirn.

Einzelne Bakterien wie das Kolibakterium (Escherichia coli) und die Enterokokken produzieren selbst auch Serotonin. Die Kolibakterien gehören übrigens zu den Proteobakterien, eine der größten Bakteriengruppen. Für diese Bakterien hat man herausgefunden, dass ihre Konzentration im Darm im Stundentakt variiert. Und es gibt auch die sogenannten saisonalen Schwankungen. Im Winter haben wir weniger davon, im Sommer mehr. Gilt dies dann auch für das Serotonin? Das ist nicht erwiesen, aber ich möchte einen Zusammenhang vermuten. Wir kennen ja die sogenannte Winterdepression. Möglicherweise aufgrund von Serotoninschwankungen im Darm?

Serotonin wiederum ist nicht nur das Glückshormon. Es ist auch wichtig für das Träumen im REM-Schlaf. Bekannt wurde die schlaffördernde Wirkung von Serotonin erst um 1955. In jenem Jahr veröffentlichte der amerikanische Wissenschaftler Bernard B. Brodie in der renommierten Zeitschrift *Science* seine tierexperimentellen Ergebnisse, die darauf schließen ließen, dass Serotonin auch etwas mit dem Schlaf zu tun hat.

Aus früheren Studien ist bekannt, dass Menschen mit einer Depression auch häufiger mit Darm- und Verdauungsproblemen zu tun haben. Obwohl viele Zusammenhänge hier erst noch erforscht werden müssen, scheint das Mikrobiom mitverantwortlich für die psychische Gesundheit. So zeigt sich bei Depressiven im Stuhl eine verminderte Menge an SCFAs. Also jener kurzkettigen Fettsäuren, welche die Darmbakterien aus Ballaststoffen oder resistenter Stärke herstellen. Offenbar stehen SCFAs, wie zum Teil schon erwähnt, auch mit anderen neurologischen oder psychischen Erkrankungen in Verbindung, darunter Alzheimer, Multiple Sklerose, Parkinson, Autismus und Stoffwechsel-Erkrankungen. Ob und wie schlechter Schlaf hierbei beteiligt ist, wurde noch nicht untersucht.

Kolibakterien korrelieren interessanterweise negativ mit dem Leichtschlaf. Das heißt, je mehr eine Person davon im Darm hat, desto weniger Zeit verbringt sie im Leichtschlaf – gut für die Schlafqualität. Kolibakterien erfüllen natürlich auch verschiedene andere Aufgaben im Körper. Zum Beispiel sind sie an der Synthese von Vitamin K beteiligt, das wichtig ist für die Blutgerinnung und den Knochenstoffwechsel. Und sie tragen dazu bei, das Immunsystem zu regulieren. Untersuchungen am Menschen gibt es dazu jedoch nur wenige.

Von Streptokokken vermutet man, dass diese mit dem Chronischen Fatigue-Syndrom (CFS) in Verbindung stehen. Fatigue entstammt dem Französischen und steht für Müdigkeit. Betroffene kämpfen mit schwerer Erschöpfung sowie immer wieder auftretenden Infekten und Schmerzen. CFS ist zudem bekannt für Schlafstörungen – und eine übermäßige Besiedlung des Darms mit Streptokokken. Bei einer kleinen Gruppe Patienten wurde deshalb untersucht, wie sich die Schlafqualität verändert, wenn diese Antibiotika einnehmen – ein direkter Eingriff ins Mikrobiom. Unter den Betroffenen, bei denen die Antibiotika-Therapie wirkte und offensichtlich in diesem Fall einen positiven Effekt auf die Darmflora hatte, verlängerte sich in Folge die totale Schlafzeit.

Letztendlich lassen bisherige Untersuchungen noch nicht den Schluss zu, dass die Schlafvariabilität von Nacht zu Nacht oder die Vielfalt des Darmmikrobioms in ursächlichem Zusammenhang mit negativen gesundheitlichen Folgen wie Fettleibigkeit, Diabetes oder Herz-Kreislauf-Erkrankungen stehen. Sie liefern jedoch bestätigende Beweise dafür, dass das Darmmikrobiom eine wichtige Rolle in der Darm-Hirn-Achse spielt, wobei wahrscheinlich eine bidirektionale Kommunikation, eine Kommunikation in beide Richtungen, stattfindet.

PROBIOTIKA

Bakterien im Darm, wie beispielsweise Lactobacillus oder die stäbchenförmigen Bifidobakterien, können das Ihnen schon bekannte GABA sekretieren. Diese Aminosäure ist ja der stärkste schlaffördernde Botenstoff. Verkürzt ließe sich sagen: Beide Bakterienarten machen müde. Können wir das nutzen? Vielleicht. Bifidobakterien gibt es als Probiotika zu kaufen. Das sind Kapseln und Tropfen, die lebende Mikroorganismen enthalten. Laktobazillen wiederum kommen in Milch und Molkereiprodukten vor. Ihre Wirkung, gerade in Bezug auf Schlaf, ist allerdings nicht wissenschaftlich bewiesen. Die Erkenntnisse sind widersprüchlich.

Dazu einige Beispiele. Bei einem Tierversuch schliefen Mäuse, nachdem sie ein Probiotikum aus Lactoferrin und Milchfettkügelchenmembran bekommen hatten, qualitativ besser. Sie verbrachten mehr Zeit im Nicht-Traumschlaf und waren zwischendurch weniger wach. In Taiwan waren es 40 schlafgestörte Menschen, die für einen Monat den Lactobacillus plantarum PS128 zu sich nahmen. Ihr Befinden besserte sich. Depressive Symptome nahmen ab, die Erschöpfung am Tage und das nächtliche Erwachen aus dem Tiefschlaf reduzierte sich. Verglichen mit einer Gruppe, die statt der Bakterien ein Placebo erhielt, zeigte sich jedoch kein Unterschied in der Schlafqualität, also dem Anteil der verschiedenen Schlafstadien. Einen Mix aus Lactobacillus und Bifidobakterien testeten südkoreanische Wissenschaftler. Nach zwei Monaten stellten sich bei ihren Testpersonen aber nur ähnlich schwache Effekte ein. Andere Forschergruppen aus Asien untersuchten Joghurt, der mit verschiedenen Lactobacillus-Varianten versetzt war. Hier ließen sich positive Effekte auf den Tiefschlaf und die Schlafqualität messen. Vielleicht ist die Unterart des Bakteriums – in diesem Fall waren es Lactobacillus casei oder Lactobacillus delbrueckii ssp. bulgaricus – ausschlaggebend.

Nach dem derzeitigen Wissensstand sollten Frühgeborene, schwer kranke Menschen oder solche mit einem stark geschwächten Immunsystem keine Probiotika zu sich nehmen. Bei einem Reizdarmsyndrom oder Blähungen können sie jedoch in Erwägung gezogen werden. Wer daran leidet, lässt am besten ärztlich abklären, ob und welche Probiotika sich im individuellen Fall eignen. Und wenn man Glück hat, profitiert vielleicht auch der Schlaf.

Generell ist zu Probiotika zu sagen, dass viele Studien mit nur wenigen Probanden durchgeführt wurden oder die Wirkung nur über eine kurze Zeit von wenigen Wochen beobachtet wurde. Deswegen kann ich keine allgemeine Empfehlung aussprechen. Durch weitere Forschung und mehr Erkenntnissen über das Darmmikrobiom könnte sich der Wissensstand in Zukunft aber ändern.

Um als gesunder Mensch das Mikrobiom zu pflegen, scheint

mir der Weg über die Nahrung bislang der ratsamste. Insbesondere nach einer Behandlung mit Antibiotika kann es sinnvoll sein, verstärkt solche Lebensmittel zu essen, die den Mikroorganismen zuträglich sind: zum Beispiel Joghurt, Kefir und fermentiertes Gemüse wie Sauerkraut und Kimchi. Einige fermentierte Lebensmittel, darunter auch solche mit lebenden Bakterien wie Sauerkraut, Kombucha oder Joghurt, überstehen die Passage durch den oberen Verdauungstrakt und erhöhen so die mikrobielle Vielfalt im Darm, was gut ist. Insbesondere der Lactobacillus profitiert davon. Eine zweiwöchige derartige Ernährung reicht bereits aus. Kognition und Stimmung profitieren davon, und damit sicher auch der Schlaf. Noch besser ist die Kombination mit Ballaststoffen, dann wird man auch stressresistenter. Es gibt auch Untersuchungen über 17 Wochen, die einen positiven Effekt auf das Immunsystem zeigen. Die Mikrobiomvielfalt steigt und Entzündungsmarker sinken.

DER VAGUSNERV

In den sozialen Medien hat er gerade seinen großen Auftritt: der Vagusnerv, unser Nerv für Entspannung, Ruhe – und weniger Hunger. Alle wollen ihn stimulieren. Denn ihn zu aktivieren bewirkt unter anderem, dass der Spiegel des Hungerhormons Ghrelin sinkt. Angeregt wird er über die Neurotransmitter GABA und Serotonin, aber auch über die von den endokrinen Zellen im Darm gebildeten Darmhormone wie Cholecystokinin oder GLP-1. Diese sind in der Lage, direkt im Gehirn anzudocken und dort an Rezeptoren zu binden, die im Hypothalamus und Hirnstamm auf den Appetit Einfluss nehmen. Die Hormon-produzierenden Zellen in der Darmwand bekommen ihre Botschaften wiederum vom Mikrobiom. Dieses kommuniziert über Stoffwechselabbauprodukte wie die Lipopolysaccharide und die kurzkettigen Fettsäuren (SCFAs).

WAS MACHEN DARMBESCHWERDEN MIT DEM SCHLAF?

Von Durchfall und Verstopfung war schon die Rede. Dass der Darm wichtig ist für das Zentralnervensystem und damit die Psyche, zeigt sich auch beim Reizdarmsyndrom. Die Hälfte aller von einem Reizdarm Betroffenen hat auch eine Depression, eine Angststörung und/oder eine Schlafstörung (Insomnie). Das Reizdarmsyndrom, kurz IBS, vom englischen irritable bowel syndrome, ist der am häufigsten untersuchte Zusammenhang zwischen Magen-Darm-Störungen und Schlaf. In Deutschland leiden Schätzungen zufolge etwa 10 bis 20 Prozent der Menschen daran. Frauen betrifft es häufiger als Männer. Ein anderes Symptom, welches mit Schlafstörungen in Verbindung steht, ist die Dyspepsie. Das sind Schmerzen oder Missempfindungen im oberen Bauch. Insomniker zum Beispiel betrifft dies viermal so häufig wie Nicht-Insomniker.

WAS MACHT SCHLECHTER SCHLAF MIT DEM DARM?

Ob Menschen mit Schlafbeschwerden häufiger unklare Magen-Darm-Beschwerden haben, wurde bei über 2 000 Personen untersucht. Ein kleiner Teil dieser Gruppe litt an Schlafstörungen, die Mehrheit jedoch nicht. Verglichen mit den guten Schläfern zeigten die schlechten annähernd doppelt so häufig das Reizdarmsyndrom, eine Dyspepsie und Sodbrennen. Letzteres kann übrigens auch hinweisend auf eine Schlafapnoe sein.

Wir wissen aus Studien auch, dass Menschen mit bestimmten Schlafproblemen ein weniger vielfältiges Mikrobiom aufweisen. Das zeigt sich zum Beispiel, wenn die Schlafdauer von Nacht zu Nacht stark schwankt, man nach dem Einschlafen häufig aufwacht oder viel Zeit im Bett verbringt, ohne wirklich schlafen zu können.

Es ist bekannt, dass sowohl Bakterien als auch Menschen zirkadiane Rhythmen in der Genexpression – so nennt man die

Bildung eines von einem Gen codierten Produkts wie zum Beispiel Eiweiße – und im Verhalten haben, wobei über 40 Prozent des Mausgenoms von der zirkadianen Uhr abhängig sind. Der Magen-Darm-Trakt eines Erwachsenen enthält etwa zehn Mal mehr Bakterien als menschliche Zellen und besitzt etwa hundert Mal mehr Genfunktionen als sein menschlicher Wirt. Wenn man also bedenkt, welche Schlafeigenschaften das Darmmikrobiom am meisten beeinflussen können, ist es vielleicht nicht überraschend, dass objektive Messungen der Regelmäßigkeit des Schlaf-Wach-Verhaltens die größte Variabilität in der Mikrobiomzusammensetzung erklären können.

Eine amerikanische Studie (Survey of the Health of Wisconsin) untersuchte Zusammenhänge zwischen dem Mikrobiom und dem Schlaf sowie dessen Variabilität, gemessen mit einem Beschleunigungssensor, der Aktimetrie, über sieben Tag/Nächte. Die Studienstichprobe umfasste 417 Personen (58 % Frauen) im mittleren Alter von 55 Jahren. Die Aktigraphiemessungen am Handgelenk ergaben eine mittlere Schlafdauer von 8,15 Stunden. Es gab signifikante Unterschiede in der Zusammensetzung des Darmmikrobioms bei einer Person in Abhängigkeit der Variation des Nachtschlafes. Diese Änderungen nennt man Alpha-Diversität. Eine größere Variabilität der Schlafdauer von Nacht zu Nacht und eine erhöhte Wachzeit im Schlaf war signifikant mit einer verringerten Fülle und Vielfalt des Mikrobioms verbunden. Es gab auch signifikante Unterschiede im Mikrobiom zwischen den einzelnen Personen in Bezug auf Einschlaflatenz, Schlafeffizienz, selbst berichtete Schlafqualität und Nickerchen, wobei die stärkste Assoziation die Variabilität der Schlafdauer von Nacht zu Nacht war. Diese Mikrobiom-Variabilität über die Zeit nennt man Beta-Variabilität. Es scheint demnach so zu sein, dass insbesondere die sich ständig ändernde Schlafdauer und -qualität das Mikrobiom negativ beeinflussen und ein regelmäßiges Zubettgehen die Darmgesundheit fördert. Das lässt sich auch an einzelnen Bakterien ausmachen. Ein regelmäßiges Schlafmuster steht mit einer höheren Anzahl an den die Gesundheit fördernden Butyrat-produzierenden Darmbakterien im Zusammenhang.

Vielleicht lassen sich Schlafstörungen in Zukunft diagnostizieren, indem wir das Mikrobiom mituntersuchen? Für andere Symptome und Erkrankungen gibt es ähnliche Zusammenhänge. Ein Beispiel: Das Bakterium Fusobacterium mortiferum ist ein Zeichen für Kleinwuchs und könnte möglicherweise zur Früherkennung genutzt werden.

Ob eine Person effizient und ausreichend schläft, lässt sich daran erkennen, ob in ihrem Magen-Darm-Trakt eine große Vielfalt an Mikroorganismen zu finden ist. Passend dazu macht sich auch nächtliches Wachliegen bemerkbar. Je größer die Diversität, desto weniger wache Stunden in der Nacht! Forscher untersuchten hierzu Mäuse. Über vier Wochen unterbrachen sie den Schlaf der Tiere wiederholt und prüften dabei, ob sich deren Mikrobiom veränderte. Jene Mäuse, die nicht durchschlafen durften, fraßen mehr und auch ihre Mikrobiota änderte sich: Manche Bakterien wurden zahlreicher, zum Beispiel Ruminococcaceae. Von anderen, wie zum Beispiel Lactobacillaceae Phyla, gab es immer weniger. Unterdessen entzündete sich das weiße Fettgewebe. Die Zellen der Mäuse sprachen darüber hinaus weniger auf Insulin an. Das ist charakteristisch für den Diabetes mellitus Typ 2. Interessanterweise ließen sich sehr ähnliche Ergebnisse durch eine Stuhltransplantation erreichen. Dabei handelt es sich um ein medizinisches Verfahren, bei dem Stuhl beziehungsweise aus Stuhl gewonnene Darmbakterien von einem Organismus auf einen anderen übertragen werden. Mäuse, denen das Mikrobiom weggezüchtet worden war und die sich als gute Schläfer hervorgetan hatten, wurden Stuhlproben von seit vier Wochen ständig aufgeweckten Mäusen transplantiert. Ihre Insulinempfindlichkeit sank, das Gewebe entzündete sich und sie schliefen schlechter. Auch bei Menschen gibt es zunehmend wissenschaftliche Untersuchungen zur sogenannten Transplantation von gewaschenen Stuhlproben. Ich hatte Ihnen schon das Mutter-Kind-Experiment vorgestellt. Eine solche Prozedur kann die Schlafqualität und Lebensqualität bei Patienten mit Schlafstörungen erheblich verbessern, ohne Nebenwirkungen. Eine Besserung des Schlafes zeigte sich auch bei Patienten mit entzündlichen Darmerkrankungen, die dieser Therapiemethode unterzogen wurden. Es gibt Kurzzeit- und Langzeiteffekte, aber zur Dauer einer solchen Behandlung braucht es noch mehr wissenschaftliche Untersuchungen. In Zukunft könnte eine derartige Regulierung der Darmmikrobiota vielleicht eine potenziell wirksame Behandlung für Patienten mit Schlafstörungen sein.

In einer südkoreanischen Untersuchung war ein spezielles Darmbakterium namens Faecalibacterium prausnitzii ein Indiz für schlechte Schläfer. Wie sich Schlafentzug im Mikrobiom bemerkbar macht, wurde auch bei neun gesunden jungen Männern, die nur zwischen 02:45 und sieben Uhr schlafen durften, untersucht. Sie schliefen also etwa vier Stunden weniger als üblich. Nach zwei aufeinanderfolgenden Nächten veränderte sich auch bei ihnen die Anzahl bestimmter Bakterien. Sie verschwanden jedoch nicht ganz, die Diversität blieb demnach erhalten. Die Bakterien produzierten zudem weiterhin SCFAs. Das zeigt, dass es für das Mikrobiom einen Unterschied macht, wie der Schlaf gestört wurde. Schlechter Schlaf ist nicht gleich schlechter Schlaf. Es mag unterschiedliche Auswirkungen auf das Mikrobiom geben, ob der Schlaf eher in der ersten oder zweiten Nachthälfte fehlt, ob er ständig unterbrochen ist, oder ob er ganz fehlt. Im Übrigen haben Schlafentzug und das Altern bezüglich des Stoffwechsels Gemeinsamkeiten. Beide provozieren ähnliche Veränderungen im Stoffwechsel der Leber, des Gehirns (im Hippocampus) und im Blutplasma.

Ist der Schlaf gestört und die Darmflora deshalb verändert, hat dies Konsequenzen für die kognitive, emotionale und physische Gesundheit. Das ergaben Untersuchungen mit gesunden älteren Probanden. Eine schlechtere Schlafqualität geht mit einer verringerten Zahl von Bakterien der Phyla Verrucomicrobia und Lentisphaerae einher und dies wiederum mit schlechteren Leistungen in einem kognitiven Leistungstest.

Vergleicht man Kurzschläfer, die in der Regel weniger als sechs Stunden schlafen, mit Normalschläfern, die zwischen sechs und acht Stunden brauchen, fällt auf, dass Sutturella und Pseudomonas bei den Kurzschläfern häufiger zu finden sind. Sutturella gehört zu den Bakterien, die Tryptophan verstoffwechseln, womit sie wohl einen Einfluss auf die Produktion von Serotonin und Melatonin haben. Pseudomonas wiederum kann Atemwegsinfektionen, zum Beispiel eine Lungenentzündung, verursachen und die Darmschleimhaut schädigen, vor allem bei Betroffenen mit einem geschwächten Immunsystem.

An dieser Stelle sei auch erwähnt, dass schlechter Schlaf nicht nur die Darmflora beeinflusst, sondern auch die Ausschüttung vieler Darmhormone und sogar die Darmstruktur. Bei Ratten konnte man nachweisen, dass ein wiederholt unterbrochener Schlaf die Darmwand verändert. Die Dünndarmschleimhaut besteht aus fingerförmigen Fortsätzen, den Zotten, und röhrenförmigen Vertiefungen, Krypten genannt. Kann eine Ratte nicht durchschlafen, werden die Krypten flacher. Ein ähnlicher Effekt wie bei Darmentzündungen. Warum das so ist, ist leider noch nicht erforscht worden.

Unbehandelte Insomnien sind nicht nur belastend, weil Schlaf fehlt. Sie schwächen vor allem auch das Immunsystem. Der Schlafmangel verändert die Durchlässigkeit der Darmwand, womit Schadstoffe aus dem Darm ins Blut gelangen können. Das erhöht die Anfälligkeit für Infektionen. Da auch die Immunprozesse im Darm selbst beeinträchtigt sind, wird dieser auch anfälliger für Entzündungen. Oder, wie ich gerne sage: Schlechter Schlaf macht Schnupfen. Aktuell ergänzen möchte ich: »Schlechter Schlaf macht auch Bauch«, zum Beispiel Magen-Darm-Probleme oder Übergewicht.

Wer an Krebs erkrankt ist, braucht alle seine Kräfte für die Therapie. Häufig haben betroffene Patienten aber zusätzlich mit

Schlafstörungen zu tun. Während Strahlen- und Chemotherapien können diese zum Beispiel als Nebenwirkung auftreten. Um herauszufinden, ob sich dies auf die Mikrobiota niederschlägt, wurden Menschen untersucht, die wegen eines Enddarm-Tumors in Behandlung waren. Unter ihnen waren schlechte und gute Schläfer. Im Lauf der Studie zeigte sich, dass es deutliche Unterschiede bei den vorkommenden Darmbakterien gab. So hatten die schlechten Schläfer mehr Fusobakterien. Diese stehen mit erhöhten Spiegeln entzündungsprovozierender Botenstoffe, den Zytokinen, in Zusammenhang. Diese Zytokine wiederum können Schlafstörungen verursachen. Und die schlechten Schläfer hatten weniger Turicibacter-Bakterien. Diese produzieren die so wichtigen und nützlichen schon genannten kurzkettigen Fettsäuren. Somit zeigte sich bei dieser speziellen Patientenklientel ein markanter Einfluss des Schlafes auf das Darmmilieu. Schlechter Schlaf ist eine Belastung für das Immunsystem – genau wie eine veränderte Mikrobiota. Aber genau dies, ein intaktes Immunsystem, brauchen Krebspatienten für eine erfolgreiche Behandlung des Tumors. Deshalb ist die Behandlung von Schlafstörungen in der Onkologie ein zunehmend wichtiges Thema.

Fassen wir mal zusammen: Wie häufig verschiedene Bakterien-Arten im Mikrobiom vertreten sind, hängt davon ab, wie die Schlafdauer von Nacht zu Nacht schwankt, wie lange eine Person durchschnittlich braucht, um einzuschlafen, von der Schlafeffizienz und der Schlafqualität. Insbesondere die Butyrat-produzierenden Darmbakterien und die Laktobazillen trifft ein Schlafmangel. Sie brauchen wir jedoch als GABA-Produzenten. Verstärkt sich eine Insomnie möglicherweise, wenn ihr Anteil wegen Schlafstörungen sinkt? Und ist dieser Zustand dafür verantwortlich, dass manche Menschen selbst dann nachts nicht einschlafen können, wenn sie ein Dauerschlafdefizit und tagsüber anhaltende Müdigkeit quält? Eine veränderte Darmflora kann wach halten – nur eine These, aber eine, die naheliegend ist, finde ich.

Und wie ist es mit einem veränderten Schlafrhythmus? Eine Studie des weltweit größten Forschungsernährungsprogramms (PREDICT) hat gezeigt, dass ein sozialer Jetlag von nur 90 Minuten bereits das Mikrobiom verändern kann. Das bedeutet, wenn ich wochentags um 22 Uhr ins Bett gehe und am Wochenende später als 23:30 Uhr, dann wirkt sich dies bereits messbar aus. Wer also die Schlafenszeit verschiebt, kann das mal machen, aber bitte nicht regelmäßig.

Andere Untersuchungen fanden bei Jetlag von mehr als 90 Minuten zusätzliche Effekte auf die Darmflora und auf die SCFAs. Ausnahmen bestätigen sicher die Regel, aber regelmäßig gegen den eigenen Rhythmus zu leben ist auch für den Darm ungesund. Insbesondere für Kinder und Jugendliche, deren Freizeitverhalten ja öfter mal der inneren Uhr zuwiderläuft.

Bisher war meist von schlechtem, unterbrochenem oder verkürztem Schlaf die Rede. Was aber ist mit einem kompletten Schlafentzug? Dafür braucht es meist eine Intervention von außen. Zum fehlenden Schlaf kommt der Stress, dem man ausgesetzt ist, wenn man am Einschlafen gehindert wird – zum Beispiel durch Licht, Lärm, Elektroschocks oder Wasser. Bei Tieren sind diese verschiedenen Methoden zum Einsatz gekommen, um den Schlaf zu kürzen oder ganz zu verhindern. Kein Wunder, dass es heißt: Schlafentzug ist Folter. Genauso ist es. Und er führt kurz- oder langfristig zum Tod. Daher gibt es auch keine Experimente, die Menschen komplettem Schlafentzug aussetzen. Aber es gab sie bei Tieren. Heute nicht mehr vorstellbar, wurde erstmals 1894 jungen Hunden der Schlaf entzogen, bis diese starben. Das Experiment wurde vier Jahre später in Italien wiederholt. Die Tiere überlebten zwischen neun und 17 Tagen. Die Todesursache waren Veränderungen der Körpertemperatur und der Blutzellzusammensetzung, Erschöpfung und Hirnblutungen. Eine fürchterliche Quälerei. Aber die Experimente schufen Sicherheit, dass Schlaf lebensnotwendig ist. Ein aktuelles Experiment mit Fliegen hat gezeigt, dass die Auswirkungen auf die

Darmflora mitbestimmen, ob und ab wann Schlafentzug tödlich ist. Von der Fliege zum Menschen ist es ein großer Schritt, aber von diesen Tierexperimenten kann man viel lernen. Und wenn bei Fliegen der Darm bei fehlendem Schlaf »aussteigt«, dann vielleicht auch bei uns Menschen?

Zum Abschluss noch ein Hinweis: Möglicherweise lässt sich mit Probiotika wie Milchsäurebakterien oder Hefen das Mikrobiom positiv beeinflussen. Vielleicht sogar der Schlaf. Wenn überhaupt, macht sich dies aber wohl nur bei jenen bemerkbar, die keine schwere Schlafstörung haben. Schwer Schlafgestörte sind wohl besser beraten, zunächst den Schlaf zu therapieren. Von einem gesunden oder zumindest besseren Schlaf dürfte auch die Darmgesundheit profitieren. Sind die Schlafprobleme jedoch eher leichter Natur oder beginnen sie gerade erst, dann ist jedes Mittel recht. Auch der Test mit Probiotika und anderen den Darm positiv beeinflussenden Mitteln.

AUF EINEN BLICK:

- Durch schlechten Schlaf verändern sich die Mikrobiota und die Aktivität des Darms. Umgekehrt leidet der Schlaf, wenn der Darm schlecht drauf ist. Gesunder Schlaf hingegen tut der Darmgesundheit gut – und ein vielfältiges Mikrobiom begünstigt erholsame Nächte.

Kapitel 5

DIE SCHLAF-DIÄT ODER WARUM AUSREICHEND SCHLAF BEIM ABNEHMEN HILFT

Wer abnehmen wollte, für den galt lange eine einfache Regel: weniger essen und mehr bewegen. Denn dadurch entsteht ein Kaloriendefizit. Mittlerweile häufen sich die Hinweise, warum es nicht ganz so simpel sein kann. Menschen unterscheiden sich genetisch. Ihre Körperzusammensetzung variiert, genau wie ihre gesundheitlichen Voraussetzungen. Deswegen ist es für manche einfacher, Gewicht zu verlieren, als für andere. Woran liegt das? Aktuelle Untersuchungen deuten darauf hin, dass es in den Fettzellen ein obesogenes, adipogenes Gedächtnis gibt, das den Körper auf eine energiereiche Ernährung vorbereitet und sich gegen Gewichtsveränderungen wehrt. Und dies scheint unterschiedlich ausgeprägt. Es beruht größtenteils auf stabilen epigenetischen Veränderungen in Adipozyten und wahrscheinlich auch in anderen Zelltypen. Diese Veränderungen tragen zum problematischen Jo-Jo-Effekt bei, der häufig nach Diäten auftritt. Und noch ein neuer Aspekt. Bei übergewichtigen Mäusen fand man eine Ansammlung von »Schleim« im Appetitkontrollzentrum des Gehirns. Die unterstützenden Neuronen, die das Hungergefühl anpassen, veränderten sich, wenn die Mäuse bei ungesunder Ernährung an Gewicht zunahmen. Das Ergebnis war ein dicker und klebriger Schleim, der diese Neuronen daran hindert, Insulinsignale zu verarbeiten. Wenn man die Bildung des Schleims chemisch verlangsamte, verloren die Mäuse an Gewicht und reagierten besser auf Insulin. Es wird aber wohl schwierig, zu untersuchen, ob sich dieser Schleim auch beim Menschen bildet, sagen die Wissenschaftler.

Neuere Untersuchungen deuten darauf hin, dass ein weiterer Faktor in die Gleichung hineinspielt: der Schlaf.

Essen und Schlafen haben etwas gemeinsam: Sie sind lebenserhaltend, enorm zeitaufwendig – und wir können sie, ausgenommen die Schlafesser, nicht gleichzeitig ausführen. Sie haben jedoch starken Einfluss aufeinander. Grundsätzlich scheint es, dass der Schlaf das Ernährungsverhalten mehr mitbestimmt als die Ernährung den Schlaf, zumindest bei gesunden Erwachsenen. Bereits eine ungünstige Schlafenszeit kann sich auf das Gewicht auswirken. Es muss dafür nicht mal eine Schlafstörung vorliegen. Wer abends zu lange aufbleibt, ernährt sich abends und am nächsten Tag wahrscheinlich schlechter. Auch die Bewegung leidet unter Schlafmangel. Das haben Studien ergeben.

Viele, die ihr Gewicht ändern möchten, haben bereits verschiedene Diätversuche hinter sich: Kalorienreduktion, Low-Carb oder schlicht mehr Sport. Manchmal stellt sich ein Erfolg ein. Aber eben nicht immer. Möglicherweise hat dann der Schlaf damit zu tun. Denn schlechter, kurzer oder kurzer und schlechter Schlaf begünstigen Übergewicht. Übergewicht wiederum kann lästiges nächtliches Schnarchen und die Atmungsstörungen verstärken: Der Halsumfang nimmt zu, Fett lagert sich im Rachen ab. Schnarchen und Atmungsstörungen wiederum stören den Schlaf, was es auch viel schwerer macht, tagsüber kontrolliert zu essen.

SCHLANK IM SCHLAF

Wie viel ein Mensch wiegt und wie viel er schläft, ist eng verknüpft. Schlank im Schlaf – das ist nicht nur eine These. Studien haben ergeben, dass bei Frauen ein paar Nächte mit kurzem Schlaf eher den Spiegel von GLP-1 senken, dem Hormon, das Sättigung signalisiert. Bei Männern hingegen führt Schlafmangel vornehmlich zu einem Anstieg des Ghrelinspiegels, einem Hormon, das den Hunger anregt. Ausreichend langer Schlaf hingegen stärkt das Sättigungsgefühl und mindert das Hungergefühl. Personen, die unter Schlafmangel leiden, zeigen auch Veränderungen in einer Hirnregion, die an der Vergnügungssucht und Belohnung beteiligt ist. Man neigt daher stärker zu Junkfood wie Süßigkeiten, Donuts und Pizza, wenn man kaum schläft. Und Schlafverlust führt zu einer verminderten Aktivität in weiteren Teilen des Gehirns, die die Nahrungsaufnahme regulieren, was es den Menschen erschwert, Selbstkontrolle zu üben. Gerade in jungen Jahren ist dieser Zusammenhang sehr stark ausgeprägt. Jugendliche und junge Erwachsene sind deutlich gefährdeter, infolge von Schlafmangel zuzunehmen, als die über 60-Jährigen. So ergab eine britische Befragung zu Diät- und Ernährungsgewohnheiten, dass das Körpergewicht zunahm, je weniger die Teilnehmer schliefen. Das zeigte sich am Taillenumfang: Wer nur etwa sechs Stunden pro Nacht schlafend verbrachte, maß hier im Durchschnitt knapp drei Zentimeter mehr als diejenigen, die sich neun Stunden pro Nacht gönnten. Befragt wurden über 1500 Erwachsene im Alter zwischen 19 und 65 Jahren.

Eine andere aktuelle Studie bei über 80 Personen mit Übergewicht zeigte, dass spätere Essenszeiten und spätere Schlafenszeiten signifikant mit einem höheren Körperfettanteil verbunden sind. Das spricht für ein frühes Abendessen und zeitiges Ins-Bett-gehen. Denn gerade die Bettzeit machte in dieser Studie einen gewichtigen Unterschied. Jede Stunde später – ins Bett gehen und aufstehen – manifestierte sich als 64 Prozentpunkte mehr Körperfett. Das bedeutet, dass nicht nur kurzer und/oder schlechter Schlaf ins Gewicht fällt, sondern auch das späte Zubettgehen und damit verbundenes längeres Schlafen. Hunger, Sättigungsgefühl und Stoffwechsel hängen auch vom zeitlichen Schlaffenster ab. Vermutlich fragen Sie sich, was zu spät ins Bett gehen in Ihrem Fall bedeutet. Nun, das hängt von Ihrer gewohnten Bettzeit ab. Jede zusätzliche Stunde ist »später«. Sind Sie normalerweise schon um 22 Uhr im Bett, dann wäre für Sie alles nach 23 Uhr schon spät. Seien Sie also pünktlich, wenn Sie nicht Gefahr laufen wollen, an Gewicht zuzunehmen.

Das mit dem Zeitig-ins-Bett-gehen ist auch bei Kindern untersucht worden. Bei 88 chinesischen Kindern im Alter von zwei bis 14 Jahren wurden die Vielfalt und relative Häufigkeit der Darmmikroben bestimmt. Diejenigen, die vor 21:30 Uhr ins Bett gingen, wiesen eine größere Anzahl verschiedener nützlicher Darmmikroben und eine geringere Anzahl verschiedener schädlicher Darmmikroben auf, zum Beispiel Bacteroidetes. Und es wurde auch eine erhöhte Firmicutes-Flora beobachtet, die in einem bestimmten Verhältnis zu Bacteroidetes mit Fettleibigkeit in Verbindung gebracht wird.

Eine Kombination beider Zustände, also kurzer und später Schlaf, macht eine Gewichtszunahme bei Erwachsenen noch wahrscheinlicher und bei Kindern und Jugendlichen sogar schon dramatisch. Dabei verringert so ein chronisches Schlafdefizit auch die Insulinsensitivität der Zellen. Sie nehmen weniger Zucker aus dem Blut auf. Stattdessen zirkuliert dieser weiter im Blut und der Blutzuckerspiegel steigt an. Neben einer klugen Ernährung gibt es nur eine Maßnahme, die diesen Folgen eines chronischen Schlafmangels entgegenwirkt: Sport. Drei Stunden intensives Intervalltraining täglich gleichen die negativen Effekte aus. Das besagen zumindest Studien bei nicht übergewichtigen Personen. Aber ehrlich: Wie oft haben Sie die Energie, täglich drei Stunden Liegestütze zu machen, seilzuspringen und auf dem Rudergerät zu schwitzen? Zumal mit Schlafmangel? Eben.

Also sorgen Sie für ausreichend Schlaf. Und noch ein Tipp für alle Sportmuffel: Gartenarbeit kann ebenfalls intensive Bewegung sein – und durch die Beschäftigung im Grünen und an der frischen Luft schläft man nachgewiesenermaßen auch besser.

VIEL SCREEN-TIME, WENIG SPORT

Es ist leider so: Die Zeit, die Menschen in Deutschland sitzend verbringen, hat sich in den vergangenen Jahren immer weiter erhöht. Dazu passt, dass 45 Prozent der Befragten angaben, nur selten oder gar keinen Sport zu treiben. Und wenn man dies nicht oder kaum tut, weniger als 20 Minuten am Tag und circa 9 Stunden am Tag sitzt, dann kann sich unter anderem das Herzkreislaufrisiko erhöhen. Keine gute Nachricht. Bei unserem Nachwuchs ist das nicht besser – wenngleich es im Schulunterricht durchaus auch darum geht, wie wichtig Fitness und Ernährung sind. Leider hat insbesondere die Fitness in der Coronazeit gelitten und leidet heute noch. Das Thema Schlaf hingegen ist in der Schule gar nicht präsent. Das belegen Befragungen zu den abendlichen Ritualen unter den Kindern und Jugendlichen. Diese zeigen, wie wenig diese über ein gesundes Schlafverhalten wissen. Da gibt es meiner Ansicht nach also eine Menge zu tun. Denn allein die abendliche Screen-Zeit, also die Zeit vor dem Fernseher, Computermonitor, Handy oder Tablet, kann ungesundes Essen begünstigen. Das ist das Ergebnis einer Untersuchung bei 177 091 Kindern und Jugendlichen im Alter von acht bis 17 Jahren. Und natürlich stört die Screen-Zeit auch den Schlaf. In den USA sollen 90 Prozent der Bevölkerung den Abend vor einem Bildschirm verbringen. Ab zwei Stunden und mehr potenzieren sich Einschlaf- und Ernährungsprobleme: Die Kinder lassen das Frühstück ausfallen, greifen tagsüber eher zu Fast Food, essen mehr und öfter Süßigkeiten und weniger Obst und Gemüse. Das gilt übrigens auch für Erwachsene.

Bringt man die Jugendlichen hingegen dazu, abends den Bildschirm auszuschalten, gewinnen diese dadurch bis zu 72 Minuten mehr Schlaf. Im Gegenzug essen sie etwa 270 Kilokalorien weniger. Und sie fühlen sich gut dabei! Das berichteten jedenfalls die Studienteilnehmer. Eine andere Studie hat ermittelt, dass Jugendliche insbesondere nach 21 Uhr mehr und ungesünder essen. Ein weiteres Votum für den rechtzeitigen Schlaf und gegen späte Aktivitäten, die zum Essen anregen. Besonderen Schutz verdienen hier die Jüngsten, die Neugeborenen. Schlafen sie im Alter von drei Monaten zu wenig, erhöht sich ihr Risiko, in den folgenden 21 Monaten ungesund zuzunehmen, um mehr als das Zweifache. Da sich der Effekt bei eineiigen Zwillingen stärker auswirkt als bei zweieiigen, ist dieser wohl auch genetisch bedingt.

Schade, aber wahr: Grundsätzlich verbrauchen wir nachts weniger Energie als tagsüber. Im Schlaf verbrennt der Körper im Durchschnitt etwa 40 bis 45 Kilokalorien pro Stunde. Das entspricht ungefähr 100 Milliliter Granatapfelsaft oder 100 Milliliter Bier pro Stunde. Da wir uns schlafend wenig bewegen, ist der wesentliche Anteil der Energie dazu da, unsere Körpertemperatur aufrechtzuerhalten. Wir sind gleichwarme Organismen mit einer annähernd konstanten Körpertemperatur. Damit ist die Körperkerntemperatur im Inneren gemeint, nicht die Hauttemperatur. Das heißt, wir brauchen eine Grundwärme, selbst wenn diese im Schlaf um bis zu ein Grad niedriger ist. Das Gehirn, im Wachzustand unser Energiefresser Nummer eins, fährt seinen Verbrauch im Schlaf deutlich zurück. Daher sinkt die Stoffwechselaktivität nachts um zehn und im Nicht-Traumschlaf sogar um bis zu 15 Prozent.

Wieso wirkt sich zu wenig Schlaf auf das Gewicht aus? Das hat mehrere Gründe, die meist ineinandergreifen. Der naheliegendste: Wer mehr wach ist, hat mehr Gelegenheit zu essen. Müde Menschen neigen zudem dazu, nach ungesunden Lebensmitteln zu greifen – ein übermüdetes Gehirn beeinträchtigt das Urteilsvermögen. Und Bewegung macht kaum Spaß, wenn der Körper eigentlich lieber ruhen will. Studien zeigen: Insbesondere in den Morgen- und Abendstunden sowie nachts ernähren sich

Kurzschläfer ganz anders als um die Mittagszeit, sowohl was die Qualität, aber auch Quantität des Essens betrifft. Nach dem Aufwachen und vor dem Zubettgehen ist der Appetit auf Schokolade, Pommes, Kuchen, Käse und Wurst größer.

In Spanien beispielsweise wurde drei Jahre lang bei über 1 000 über 60-Jährigen die Schlafzeit und das Essverhalten dokumentiert. Interessant war hier das Zusammenspiel von Schlaf und Fleischkonsum. Diejenigen, die im Vergleich am wenigsten schliefen, nahmen am meisten Fleisch zu sich. Mehr Fleisch aßen zudem die Schnarcher sowie Personen mit eingeschränkter Gesundheit. Zu viel Fleisch ist ungesund – das ist bekannt. Der Fleischkonsum wiederum beeinflusst den Schlaf. Erhöht man die tägliche Portion um 100 Gramm, geht damit ein um 60 Prozent erhöhtes Risiko einher, dass sich Schlafdauer und Schlafqualität verschlechtern. Ob rotes, verarbeitetes oder weißes Fleisch, ist dabei egal.

Merken kann man sich, dass ein Fleischkonsum von mehr als 128 Gramm pro Tag den Schlaf stören kann – besonders im Alter. Wer den Empfehlungen der Deutschen Gesellschaft für Ernährung folgt, bleibt weit darunter. Diese rät, pro Woche nicht mehr als 300 bis 600 Gramm Fleisch, inklusive Wurst, zu essen.

Nach einer zu kurzen Nacht fühlt man sich häufig schlapp, fröstelig, gereizt – und hat Heißhunger auf Deftiges, Fettiges. Das macht sich unter Umständen schneller auf der Waage bemerkbar, als man denkt: Jede fehlende Stunde Schlaf kann statistisch knapp ein halbes Kilogramm oder mehr an Gewichtszunahme verursachen. Das ist ein Ergebnis von mehreren Populations-basierten Erhebungen, wo Schlafdauer und Körpergewicht miteinander korreliert, verglichen wurden. Bei einer Person mit Schlafdefizit und einer Körpergröße von 178 Zentimetern kommen so knapp eineinhalb Kilogramm zusammen, verglichen mit einer ebenso großen Person mit normaler Schlafzeit.

Eine andere Studie macht folgende Rechnung auf: Erwachsene, die jede Nacht nur sieben Stunden statt der optimalen siebeneinhalb bis acht Stunden schlafen, haben eine um fast 30 Prozent höhere Wahrscheinlichkeit, übergewichtig zu werden. Schon zwei Wochen mit nur fünfeinhalb Stunden Schlaf jede Nacht machen sich mit täglich 300 Kilokalorien mehr bemerkbar. Die Probanden in dieser Studie aßen gar nicht mehr richtig. Sie griffen nur häufiger zu Knabberkram und Süßem. Tatsächlich lässt sich dies noch steigern: Sind es nur vier Stunden pro Nacht, kommen 310 Kilokalorien extra zusammen. Das spiegelt sich im Anteil des viszeralen, also nicht-sichtbaren weißen und ungesunden Fetts wider. Er steigt um elf Prozent. In einem Experiment stieg die zusätzliche Kalorienzahl bei Nur-vier-Stunden-Schläfern sogar auf 559 Kilokalorien mehr am Tag. Wer um diese genannten Zusammenhänge weiß, hat jedoch die Möglichkeit, gegenzusteuern und sein Essverhalten in der Menge und der Kaloriendichte anzupassen.

Ein Schlafdefizit appelliert an jene Hirnregionen, die an Vergnügen und Belohnung beteiligt sind. Ein Beispiel: Zeigt man schlafdeprivierten Personen morgens bunte Bilder von einem gut gedeckten Tisch, dann entwickeln sie deutlich mehr Hunger als ausgeschlafene Personen. Es ist demnach keine Schande, müde Hunger auf Süßes oder Deftiges zu haben. Aber gesund ist es auch nicht. Vergewissern Sie sich doch nur einmal, was Ihre Kinder oder Enkelkinder abends vor dem Computer sitzend naschen. Sie essen höchstwahrscheinlich keine Mohrrüben oder Apfelschnitze, sondern Chips und Schokolade. Verbote werden hier nicht helfen, eher Aufklärung und zeitigeres Zubettgehen.

So schlafen in den USA mehr als die Hälfte aller Schulkinder zu kurz: knapp 60 Prozent der Grundschüler und sogar über 90 Prozent der Jugendlichen in der Mittel- und Oberstufe. Sie alle sind allein deshalb schon gefährdet, sich falsch zu ernähren. Wird nicht mit Bewegung gegengesteuert, führt dies in vielen Fällen zu Übergewicht. Das ist die schlechte Nachricht. Die gute Nachricht ist, dass es nicht so sein muss. Hier sind Erziehende gefragt, Kinder und Jugendliche aufzuklären und ihnen ein ausgeschlafenes Vorbild zu sein.

WIE VIEL KALORIEN BRAUCHT EIN MENSCH?

Ich persönlich bin unter der Woche eher ein Kurzschläfer, schlafe nur zwischen sechs und sieben Stunden. Mein persönlicher Energieumsatz liegt im Lauf von 24 Stunden bei etwa 3 000 Kilokalorien. Davon sind 1 577 kcal Grundumsatz. Das ist die Energie, die der Körper in Ruhe verbraucht, weil zum Beispiel das Herz schlägt oder er atmet und die Körpertemperatur Energie fordert. Die restlichen 1 423 Kalorien verbrauche ich durch täglich 45 Minuten Sport am Morgen, die Autofahrten zur Arbeit und zurück und meine Bürotätigkeit von acht Stunden. Als Fast-Schreibtischtäter, der ich heute bin, käme ich ohne Sport nur auf einen Grundverbrauch von circa 2 000 bis 2 500 kcal. Als Frau hat man im Durchschnitt einen noch geringeren Verbrauch von ungefähr 1 600 bis 2 000 kcal. Eine grobe Schätzung nur, aber lassen Sie uns sehen, was ich persönlich dafür konsumieren darf. Ich kann 6,5 Liter Fanta trinken, 8,6 Kilogramm Brokkoli oder ein Kilogramm Bratwurst essen. Hört sich gar nicht so wenig an. Lasse ich aber meinen Sport weg, sind es gleich 300 Gramm weniger Bratwurst oder eineinhalb Liter weniger Fanta. Treibe ich keinen Sport und knabbere abends vor dem Rechner oder Fernseher nun noch Erdnüsse, Chips und Schokolade, dann summieren sich die Kalorien – ein Ticket Richtung Gewichtszunahme.

Wenn Sie Ihren täglichen Kalorienkonsum im Blick behalten wollen, empfehle ich Ihnen, ein Ernährungstagebuch zu führen. Die gibt es mittlerweile als Apps. Praktisch: Ausgehend von persönlichen Angaben wie Geschlecht, Alter und Körpergröße ermitteln diese automatisch den täglichen Kalorienbedarf. Die Bestandteile jeder Mahlzeit abzuwiegen und einzutragen ist anfangs ziemlich zeitaufwendig. Wer die App kontinuierlich nutzt, erstellt so jedoch eine persönliche Datenbank mit häufig konsumierten Lebensmitteln und gekochten Gerichten, was das Aufzeichnen langfristig erleichtert. Fertigprodukte lassen sich zudem über den Barcode scannen.

Die meisten Fitness-Tracker oder Smartwatches dokumentieren mittlerweile neben den Sporteinheiten auch den damit verbundenen Kalorienverbrauch. Verlassen Sie sich nicht zu sehr auf die Angaben – diese können sehr von der Realität abweichen. Sind Fitness-Tracker und Ernährungs-App jedoch verbunden, ergibt sich daraus zumindest ein Anhaltspunkt, ob man vielleicht weniger oder anders essen oder sich mehr bewegen sollte. In der Literatur fand ich noch einen einfachen Tipp zur Kontrolle der Nahrungsaufnahme. Einfach kleinere Teller nutzen. Die sollen im Lauf der Jahrhunderte nämlich größer geworden sein. Auch ich meine mich daran zu erinnern, dass die Teller meiner Großeltern kleiner waren. Klappt das alles nicht, gönnen Sie sich einfach eine Stunde mehr Schlaf pro Nacht. Auch dies können Sie mit einer App tracken. Am besten, indem Sie eine Stunde eher ins Bett gehen. Dann haben Sie eine Stunde weniger Zeit zum Essen, aber mehr Zeit, um das, was Sie gegessen haben, als Energie zu verbrauchen.

HORMONE UND HUNGER

Deutschland ist, wie alle Industrienationen, eine Überflussgesellschaft. Das zeigt sich unter anderem daran, wie viele Nahrungsmittel weggeworfen werden. Im Jahr 2021 landeten in der EU 58 Millionen Tonnen Lebensmittel im Müll, über die Hälfte davon in privaten Haushalten. In der menschlichen Entwicklungsgeschichte ist dies eine verhältnismäßig neue Situation. Die längste Zeit war unsere Spezies eher mit Nahrungsknappheit als mit einem solchen Überschuss konfrontiert. Wohl als Konsequenz entwickelte unser Körper Mechanismen, die hochempfindlich auf einen Mangel reagieren, sich von einem Zuviel an Kalorien jedoch meist unbeeindruckt zeigen.

Die zugrunde liegenden Prozesse laufen autonom ab. Dass sich Essgewohnheiten nur begrenzt kontrollieren lassen, weiß jeder, der schon mal an dem Vorsatz, wirklich, wirklich nur ein einziges kleines Stück Schokolade zu essen, gescheitert ist. Für unseren Körper ist vorrangig, dass genug Energie da ist, um möglicherweise bevorstehende Hungerperioden überleben zu können. Es gilt aber die Balance zwischen Energieverbrauch und Nahrungsaufnahme zu halten. Das Gehirn, das Fettgewebe und der Magen-Darm-Trakt sind daran beteiligt. Die für sie nötigen Informationen übermitteln die Hormone – ganz ähnlich wie im Schlaf.

Leptin ist das Hormon des Fettgewebes. Es signalisiert dem Gehirn, wie gut die Depots gefüllt sind. Je mehr Fett eingelagert wurde, desto mehr Leptin schütten die Fettzellen aus. Das bremst den Hunger. Ghrelin hingegen entsteht überwiegend in der Magenschleimhaut – und zwar, wenn der Magen leer ist. Das verursacht ein Hungergefühl. Ghrelin wird deshalb häufig als Widersacher von Leptin dargestellt. Doch das ist eine zu vereinfachte Sichtweise: Wir brauchen Ghrelin unter anderem für das Herz und die Knochenbildung und viele andere Prozesse. Beide Hormone werden noch nicht lange erforscht. Ihre Aufgaben sind noch nicht in Gänze entschlüsselt.

Leptin dient also als Messlatte für die Energievorräte des Körpers. Ist es niedrig, wird dem Gehirn signalisiert, dass nicht genug Körperfett da ist. Was folgt, ist eine Kaskade von Verhaltens-, Stoffwechsel- und hormonellen Reaktionen. Kurz: Hunger! Der Körper setzt nun alles daran, die Energiereserven wieder aufzufrischen beziehungsweise zu erhalten. Dafür, dass sich das gut anfühlt, sorgt das Ghrelin. Mithilfe der Botenstoffe Acetylcholin und Dopamin aktiviert es das Belohnungszentrum im Gehirn. Wie zuverlässig es dies tut, zeigen Versuche mit Nagern: Verabreicht man Mäusen Ghrelin, konsumieren diese mehr Alkohol. Bei Ratten erhöht es die Motivation, sich selbst Heroin zu verabreichen. So weit kann das Verlangen gehen. Mit genug Ghrelin im Blut können wir also sicher sein, dass wir uns nach Essen sehnen und es genießen. Selbst wenn kein Hungergefühl vorhanden ist, kann das Hormon motivieren, zucker- und fettreiche Lebensmittel zu essen. Das erklärt, warum wir manchmal Heißhunger auf

Süßigkeiten haben, obwohl wir eigentlich satt sind. Bei gesunden Schläfern ist es nachts aber vermindert und im Zusammenspiel mit erhöhtem Leptin der Garant dafür, dass man keinen Hunger bekommt.

Beide, das Hungerhormon Ghrelin und das Sättigungshormon Leptin, beeinflussen die Ausschüttung eines weiteren Hormons: Orexin, unseren Wachmacher. Und wie ist das mit dem Orexin? Während das Sättigungshormon Leptin seine Ausschüttung unterdrückt, stimuliert das Hungerhormon Ghrelin die Orexin-Produktion. Das ist nachvollziehbar: Wer Nahrung heranschaffen muss, sollte wach sein. Es ist jedoch auch der Grund, warum man zumindest als sensibler oder schlechter Schläfer nicht hungrig zu Bett gehen sollte. Mit einer erhöhten Konzentration an Orexin im Blut lässt es sich schlecht einschlafen.

Ein gesättigter Magen oder der Snack vor dem Schlafengehen dämpfen den Hunger und reduzieren die Produktion des Wachhormons. Das schützt vor nächtlichem Hunger und fördert den Schlaf. Ein chronischer Orexinmangel kann jedoch zu Übergewicht führen. Denn mit zum Beispiel angeborenem niedrigem Orexinspiegel sinkt auch der Drang, sich zu bewegen. Dies ist unter anderem bei Patienten mit Schlafstörungen wie Narkolepsie oder Hypersomnie (pathologische Schläfrigkeit) zu beobachten. Diese leiden meist an einem angeborenen Mangel an Orexin. Sie haben Probleme damit, wach zu bleiben, und wenig Bedürfnis nach Bewegung.

Die Beziehung zwischen Orexin und den Hunger/Appetit-Hormonen hat noch einen weiteren Effekt: Unzureichender Schlaf bringt die Zellen dazu, mehr Orexin auszuschütten – und das unabhängig davon, wie voll oder leer der Magen gerade ist. Infolge ändert sich der zirkadiane Rhythmus der Hormone, und zwar sinkt nachts der Spiegel des Sättigungshormons um bis zu 30 Prozent, während das Hungerhormon um bis zu 25 Prozent ansteigt. Das ist ungefähr so, als hätte man die eigene Kalorienzufuhr für Tage auf 900 Kilokalorien täglich gedrosselt, bei ansonsten gutem Schlaf.

Das ist in etwa die Hälfte dessen, was Frauen als Tagesration empfohlen wird. Es entspricht 333 Gramm Bratwurst, 250 Gramm Gouda-Käse oder 250 Gramm Müsli. Heruntergespült mit Wasser, mehr nicht. Das ist sicher zu wenig und macht verständlich Hunger. Eben »Nicht schlank bei nicht ausreichendem Schlaf«.

Entgegen dieser Erkenntnisse treffe ich in meiner Praxis eher selten Schlafgestörte mit Übergewicht. Entweder meine Patienten wissen um diesen Zusammenhang und ernähren sich dementsprechend. Oder der schlechte und kurze Schlaf kostet sie so viel Energie, dass sie gar nicht zunehmen können. Bei ihnen passt dann der Slogan »Schlank durch wenig Schlaf«. Denn der Gedanke liegt nahe: Schlechter Schlaf macht schlank, weil man ja wach und gestresst ist und damit deutlich mehr Kalorien verbraucht. Es stimmt tatsächlich, dass wir wach mehr Kalorien verbrauchen als schlafend. Doch der Unterschied ist gering. Wer nachts ruhig wach liegt, setzt pro Stunde etwa 17 Kalorien mehr um als schlafend. Tagsüber sind es in Ruhe nur etwa 23 Kalorien mehr als im Schlaf. Das ist wenig, entspricht zum Beispiel 100 Milliliter Bionade oder 80 Gramm Mohrrübe. Zum Vergleich: 100 Gramm Gouda haben schon über 300 Kalorien. Man müsste fünf Stunden wach liegen, um das abzubauen. Oder aber siebeneinhalb Stunden schlafen. Für alle Käseliebhaber ein Tipp: Die wenigsten Kalorien hat der Hüttenkäse.

Das Hungerhormon Ghrelin macht es schwerer, eine Diät durchzuhalten. Denn sein Anteil steigt häufig mit der Kalorienrestriktion: Der Hunger wächst. Einige Studien zeigen, dass bei Menschen mit Adipositas der Ghrelinspiegel dauerhaft erhöht ist. Eine Mahlzeit lässt ihn üblicherweise sinken. Danach steigt er langsam wieder an. Der Hunger ist also nur vorübergehend gestillt. Und schlechtes Timing kann ihn noch verstärken: Je später das Abendmahl, desto höher die Wahrscheinlichkeit, dass der nächste Ghrelin-Anstieg mit dem Aufwachen zusammenfällt. Dann hat man gleich morgens extremen Hunger, selbst wenn es am Abend vorher ein ausgedehntes Festessen gab.

Ein frühes Abendmahl hingegen bedeutet nicht automatisch, dass einen nachts der Hunger weckt – obwohl die Ghrelin-Ausschüttung ja nach dem Essen wieder anzieht. Das liegt daran, dass gesunde Schläfer nachts auch einen erhöhten Leptinspiegel haben. Sie fühlen sich dadurch dauerhaft satter. Bei schlechten Schläfern ist das anders, denn der Leptinspiegel ist bei ihnen geringer. Wachen sie nach vier Stunden auf, weil sie zum Beispiel zur Toilette müssen, meldet sich ihr Hunger stärker, als es bei guten Schläfern der Fall wäre. Die schlafen gleich wieder ohne Hunger ein.

Eine Ausnahme der Ghrelin-Wirkung macht das Fasten. Muss man gezwungenermaßen nur mal einen Tag auf feste Nahrung verzichten, weil vielleicht eine Darmspiegelung ansteht, dann fällt das noch sehr schwer. Aber schon am zweiten Tag wird es einfacher und am dritten oder vierten Tag kommt man ohne Essen klar. Das Hungergefühl geht verloren. Es meldet sich nicht mal morgens, wie ich aus eigener Erfahrung bestätigen kann.

GEWICHT UND SCHLAF IM LAUF DES LEBENS

Nicht nur der Schlaf, sondern auch das Gewicht unterliegen einer gewissen Dynamik im Verlauf des Lebens, worauf ich im Folgenden kurz eingehen möchte. Das Schlafverhalten und die Qualität des Schlafes entwickeln sich zunächst bis zum 23. Lebensjahr. Danach ist die Reifeentwicklung im Gehirn abgeschlossen. In den folgenden Jahrzehnten bleibt der Schlaf sehr konstant in Länge und Qualität, um dann etwa ab dem 50. Lebensjahr nachzulassen. Der nächtliche Wohlfühlschlaf sollte aber auch im hohen Alter siebeneinhalb bis acht Stunden dauern. Allerdings wird man öfter wach und der Tiefschlaf nimmt geringfügig ab. Zudem verschiebt sich die Bettzeit allmählich nach vorn. Ja, ältere Menschen haben oft eine sogenannte senile Bettflucht. Aber nur, weil sie erstens früher ins Bett gehen und zweitens die nächtliche Schlafdauer bei vielen oft kürzer ist als in den Jahrzehnten davor. Schließlich haben nur circa 20 Prozent der Älteren einen gesunden Nachtschlaf. Dafür wird dann ein Nickerchen oder Mittagsschlaf in den Tagesablauf integriert.

Ich hielt das viele Jahre für ein annehmbares Schlafverhalten im Alter. Die aktuelle Wissenschaft hat mich aber eines Besseren belehrt. Auch im Alter sollte nachts und nicht am Tage geschlafen werden. Denn nur im Nachtschlaf wird das Gehirn über das glymphatische System entschlackt – von den Alzheimer-Eiweißen und anderen Schadstoffen. Und wie ist es mit dem Gewicht im Alter? Sollten Normalgewichtige dieses halten und ist dies überhaupt möglich? Eine Langzeitstudie in den USA mit mehr als 120 000 normalgewichtigen Krankenschwestern ergab, dass diese im Durchschnitt jährlich 363 Gramm (oder mehr als ein Kilogramm in drei Jahren) zunahmen. Die Übergewichtigen nahmen noch stärker zu.

Mit 50 ein kleines Fettpolster mehr zu haben oder ein paar Gramm zusätzlich auf die Waage zu bringen als mit 40, scheint also normal. Es entspricht offenbar der natürlichen Entwicklung des Körpergewichts – zumindest, wenn sich an der Ernährung nichts wesentlich ändert. Wichtig zu wissen, wenn man mit Ü 50 schon zu viel auf der Waage hat. Für die eher Untergewichtigen hingegen ist eine geringe Gewichtszunahme im Alter gesundheitlich sogar sinnvoll und zu empfehlen. Der normale BMI, der Body-Mass-Index, liegt bei 18,5 bis 25 Kilogramm pro Körperlänge (im Quadrat). Ein BMI von 25 bis 30 ist schon eine Vorstufe des Übergewichts. Doch eine englische Studie aus dem Jahr 2018 ergab, dass Nicht-Raucher die beste Lebenserwartung haben, wenn ihr BMI zwischen 21,5 und 27 lag. Untersucht wurden dabei mehr als 3,5 Millionen Personen. Um psychische und neurologische Erkrankungen zu vermeiden, ist ein noch etwas höherer BMI ideal, nämlich zwischen 24 und 27. Man sollte dazusagen: Zur Beurteilung eines gesunden Gewichts gehört auch die Körperkomposition, das Bauchfett, der Halsumfang und genetische Faktoren. Der BMI ist also lediglich ein Anhaltspunkt von mehreren. Dennoch: Wer einen BMI von unter 22 anstrebt, der spielt wohl mit seiner Lebenserwartung und vielleicht auch mit seinem Gemütszustand. Mein Fazit: Gewichtskontrolle ja, aber im gesunden Rahmen. Ein paar Gramm mehr, und damit ist nicht das Bauchfett gemeint, schaden im Alter offenbar nicht. Und man hat dann vielleicht auch bessere Laune.

DAS OPTI-MAHL

Unsere Körper sind so ausgelegt, dass sie tagsüber Nährstoffe verarbeiten und nachts Energie sparen und speichern. Abhängig von Körpergewicht und Schlafverhalten können die zugrunde liegenden Prozesse jedoch ein wenig variieren. Welcher Typ sind Sie?

GUTER SCHLÄFER MIT NORMALGEWICHT

Ihr optimales Abendmahl beinhaltet Kohlenhydrate und Eiweiß und etwas Fett. Im Schlaf werden dann zur Energiegewinnung zunächst die Kohlenhydrate, danach Fett und zum Schluss das Eiweiß abgebaut. Zum weiteren Verständnis ein kurzer Exkurs: Im Tiefschlaf steigt der Spiegel des Wachstumshormons GH (vom Englischen growth hormone). Dieses unterstützt unsere Muskeln dabei, sich zu reparieren und zu wachsen, vor allem in jungen Jahren. Gleichzeitig reduziert es das Körperfett. Eine sehr nützliche Einrichtung. Hat ein gut schlafender Mensch wenig Fettreserven, dann sollte er also viele Kohlenhydrate und auch etwas Fettiges zuführen. Macht er dies nicht, dann muss er sehr viel Eiweiß konsumieren oder aber es kommt wegen der fehlenden Kohlenhydrate zur Energiegewinnung aus dem Muskeleiweiß und damit zum ungewollten Muskelabbau. Ein Abendessen mit Kohlenhydraten und Proteinen und etwas Fett schützt also davor, denn es liefert dem Körper die notwendige Energie. Ein Vorschlag für Ihr Abendmahl: Pasta mit Bohnen oder Fisch mit Fenchel und Vollkornreis. Seite 239 und 240.

SCHLECHTER SCHLÄFER MIT NORMALGEWICHT

Die schlechten Schläfer unter Ihnen sollten wissen, dass bei Ihnen im Schlaf zunächst die Kohlenhydrate abgebaut werden, danach schon das Eiweiß und erst zum Schluss das Fett. Die Reihenfolge der nächtlichen Energiegewinnung ist eine andere. Kohlenhydrate helfen übrigens beim Einschlafen und tun dem Schlaf in der ersten Nachthälfte gut. Aber Achtung: Nicht alle Kohlenhydrate sind gleich empfehlenswert. Am gesunden Ende des Spektrums befinden sich die Ballaststoffe. Dazu gehören frisches Obst, Gemüse, Nüsse und Samen, aber auch Vollkornprodukte. Das weniger gesunde Ende des Spektrums belegen raffinierte Zucker, wie sie zum Beispiel in stark verarbeiteten Lebensmitteln oder Limonaden enthalten sind. Diese lassen den Blutzuckerspiegel schnell ansteigen, was vor dem Schlafen kontraproduktiv sein kann. Hier kommt es auf die Menge und den Zeitpunkt der Nahrungsaufnahme an. Um das Durchschlafen zu unterstützen, sollte das Abendessen auch Eiweiß enthalten. Daher gilt für schlechte Schläfer mit Normalgewicht: Sie brauchen abends sowohl Kohlenhydrate als auch Eiweiße und auch etwas Fett. Bei der Auswahl der Lebensmittel empfiehlt es sich, auf jene zu achten, deren Inhaltsstoffe schlaffördernd wirken. Dazu mehr in den folgenden Kapiteln. Ihr Abendmahl: Graupenrisotto mit Spinat und Erbsen. Das Rezept finden Sie auf S. 241.

GUTER SCHLÄFER MIT ÜBERGEWICHT

Es muss Ihnen nicht bewusst sein, doch es ist möglich, dass Ihre Schlafqualität leidet. Vor allem der Traumschlaf. Sie können gegensteuern, indem Sie abends weniger Kohlenhydrate, kein Fett und mehr Eiweiß essen. Sorgen Sie zudem für ausreichend langen Schlaf. Denn Ihr Körper baut ja zuerst die Kohlenhydrate ab. Werden jedoch nur wenige zugeführt und auch wenig Fett, dann geht es ans Körperfett und dies für eine lange Zeit, wenn man ausreichend schläft. Und das wollen Sie ja: den automatischen unangestrengten Fettabbau im Schlaf. Je länger Sie schlafen, desto effektiver ist dieser Vorgang – »Schlank im Schlaf«. Und je länger Sie gut schlafen, desto mehr träumen Sie übrigens auch, denn der Traumschlaf profitiert ja von einer erholsamen zweiten Nachthälfte. Es wäre nicht ungewöhnlich, wenn Sie hungriger aufwachen als gewohnt. Unser Traumschlaf provoziert Hunger, weil das Sättigungshormon Leptin in dieser Schlafphase abnimmt. Sie werden sich jedoch längst nicht so ausgehungert fühlen wie nach einer kurzen Nacht. Gehören Sie zu den Lerchen, den Frühaufstehern, dann sind Sie genetisch ein wenig im Vorteil: Verglichen mit den Eulen baut Ihr Körper nachts etwas mehr Fett ab – unabhängig davon, wie lange Sie schlafen. Als Eule hingegen sind Sie auf eine längere Schlafenszeit angewiesen – auch, weil Eulen statistisch betrachtet mehr Kalorien zu sich nehmen. Ihr Abnehm-Mahl: Linsensuppe mit Reis und Kräutern auf S. 242.

SCHLECHTER SCHLÄFER MIT ÜBERGEWICHT

Nachts holt sich der Körper seine Energie dort, wo sie einfach zu bekommen ist. In der Regel und bei guter Schlafdauer und Schlafqualität führt das zu der schon erwähnten Reihenfolge: erst Kohlenhydrate, dann Fett, zuletzt Eiweiß. Bei schlechten Schläfern ist das anders. Sind die Kohlenhydrate aufgebraucht, geht es direkt ans Eiweiß. Erst danach wird das Fett abgebaut. Ein Abnehm-Mahl bei schlechten Schläfern beinhaltet deswegen in erster Linie Eiweiß, verbunden mit einem kleineren Anteil komplexer Kohlenhydrate. Es kommt ohne Fett aus. Ganz auf die Kohlenhydrate zu verzichten, wie es die guten Schläfer tun können, wäre ungünstig, da sie ja das Einschlafen fördern. Wenn man sich auf diese Weise abends ernährt und auch am Tage nicht mehr isst, als man verbraucht, umgeht man negative Gewichtsschwankungen. Zudem beschert der kurze Schlaf bei Schlafgestörten auch mehr Wachstunden und in diesen Stunden, vor allem wenn man sich mehr bewegt, auch einen Mehrverbrauch an Energie. Mit einer schweren Schlafstörung sollte man zusätzlich auch die Schlafmedizin aufsuchen. Wenn man den Schlaf, mit welchen Mitteln auch immer, verbessern kann, dann fällt auch das Abnehmen leichter. Das ist aus meiner Sicht gesünder als »Schlank durch wenig Schlaf«.

AUF EINEN BLICK:

- Ein Schlafdefizit, schlechter Schlaf und zu spätes Ins-Bett-gehen verursachen nicht nur Hunger. Es steigt auch der Appetit auf kalorienreiches Essen. Den eigenen Kalorienbedarf zu kennen macht es sehr viel einfacher, sein optimales Gewicht zu finden. Ein Ernährungstagebuch kann zusätzlich dabei unterstützen. Langer Schlaf und/oder Bewegung können einen Kalorienüberschuss zumindest teilweise ausgleichen. Insbesondere im Alter gilt es, den Nachtschlaf zu pflegen und Untergewicht zu vermeiden. Die Zusammensetzung des Abendessens reguliert nicht nur das Gewicht, sondern auch den Schlaf.

Kapitel 6

WANN SOLLTE MAN ESSEN?

Wer in der westlichen Welt aufgewachsen ist, wurde wahrscheinlich in der Annahme erzogen, dass der Mensch drei Mahlzeiten am Tag braucht. Doch dieses Essensmuster ist nur eines von vielen. Faktoren wie Glaube, Einkommen, sozialer Stand und Lebensstil formen unsere Esskultur. Diese hat sich über die Jahrtausende immer wieder verändert. Wahrscheinlich wird sie es auch in Zukunft tun. Erste Belege dafür, dass Menschen bereits vor rund 2500 Jahren gefrühstückt haben, fanden Forscher in Ägypten. Im Europa des Mittelalters unterteilten zwei Mahlzeiten den Tag: ein Morgenimbiss bei Tagesanbruch und das Abendessen. Das Familienabendessen am großen Tisch ist eine spätere Erfindung. Dazwischen gab es, wenn möglich, mehrere Zwischenmahlzeiten. Heute halten wir uns meist an die Abfolge von Frühstück, Mittagessen und Abendbrot.

Aus chronobiologischer Sicht steckt hinter der Essensabfolge wohl derselbe etwa vierstündige Rhythmus, der unser Wach-Müde-Verhalten prägt. Weil er in 24 Stunden mehrfach auftritt, nennt man ihn ultradian. Konkret macht er sich folgendermaßen bemerkbar: Klingelt der Wecker beispielsweise um sechs Uhr morgens, werde ich das erste Mal zwischen neun und zehn Uhr, dann zwischen zwölf und 14 Uhr und danach zwischen 16 und 18 Uhr müde. Wer richtig ausgeschlafen ist, bemerkt diese Hänger gar nicht oder nur wenig. Aber nach einer kurzen Nacht kann einen das Mittags- oder Nachmittagstief schon erwischen. Genau in dieser Zeit, also wenn die Konzentration und die Leistungsfähigkeit abnehmen, essen wir meist auch. So tanken wir Energie auf und gönnen dem Körper gleichzeitig Ruhe. Und wenn Müdigkeitsphase und Essen und Schlafdefizit zusammenfallen, dann darf man auch mal schläfrig werden und sich einen Powernap gönnen. Liegen die Mahlzeiten weit auseinander, hilft ein Snack zwischendurch, Heißhunger zu vermeiden.

Interessanterweise ist der ultradiane Rhythmus auch für Hochleistungssportler von Bedeutung. Sie sollten die letzte große Mahlzeit vier Stunden vor dem Wettkampf zu sich nehmen. Das unterstützt ihren Stoffwechsel und die Leistungsfähigkeit. Hungrig in den Wettkampf zu gehen ist hingegen eine schlechte Voraussetzung. Ein Snack 30 Minuten vor dem Wettkampf, ähnlich wie das Betthupferl vor dem Schlafengehen, hilft und wird gut verdaut und toleriert. Außerdem wirkt er deutlich besser als der Snack, der bereits 120 Minuten vor dem Start konsumiert wird.

DIE WICHTIGSTE MAHLZEIT DES TAGES

Dass das Frühstück die wichtigste Mahlzeit des Tages ist, haben die meisten wohl schon mal gehört. Noch ist die wissenschaftliche Jury in dieser Hinsicht jedoch unentschieden. Manche Menschen brauchen es, um morgens durchstarten zu können. Andere halten es für verzichtbar. Und während einige besser damit klarkommen, ihre Mahlzeiten früher am Tag einzunehmen, bevorzugen andere spätere Essenszeiten – vermutlich bedingt durch ihren persönlichen Stoffwechsel.

Ob ein Frühstücker lieber eine oder zwei Stunden nach dem Aufwachen sein Müsli löffelt, scheint unerheblich. Zumindest gibt es dazu keine eindeutigen Studienergebnisse. Beim Abendessen hingegen habe ich eine klare Antwort: drei, besser vier Stunden vor dem Nachtschlaf und möglichst vor 20 Uhr. Findet die letzte Mahlzeit in den letzten 30 bis 60 Minuten vor dem Zubettgehen statt, dann verzögert dies das Einschlafen. Zudem dauert es länger, bis die erste Traumphase beginnt. Es steigen der Wachanteil in der Nacht und der Anteil an mitteltiefem Schlaf. Gleichzeitig sinken die Schlafdauer und die Traumschlaflänge.

Wann eine Person ihre Nahrung zu sich nehmen möchte, scheint vererbbar zu sein. Das zeigen Zwillingsstudien. Betroffen sind davon überwiegend Frühstück und Mittagessen. Während die Wahrscheinlichkeit, die Uhrzeit fürs Frühstück vererbt zu bekommen, bei über 50 Prozent liegt, beträgt diese beim Abendessen fast null. Sein Abendessen um des guten Schlafes willen vorzuverlegen, ist dadurch möglicherweise leichter, als gegen die genetisch angelegte Zeit zu frühstücken.

Ob jemand Frühstück für notwendig oder verzichtbar hält, scheint ebenfalls in den Genen zu stecken. In meiner Familie könnte es durchaus so sein: Ich kann mich sehr gut an die gemeinsamen Mittagessen an den Wochenenden erinnern. In meiner Kindheit war das eine feste Tradition. Ob wir gemeinsam frühstückten, weiß ich dagegen nicht mehr. Vielleicht habe ich als Erwachsener deswegen viele Jahre aufs Frühstück verzichtet. Wenn Sie Lust haben, recherchieren Sie in Ihrer Familie einmal die Vorlieben von Eltern und Großeltern. Sollte es einen familiären Hang zum Frühstück geben, dann mag das an den Genen liegen.

MORGENS MEHR, ABENDS WENIGER

Essen zur richtigen Zeit: Darum, wie Ernährung und körpereigene Rhythmen zusammenspielen, hat sich eine eigene Forschungsrichtung entwickelt. Die Chrono-Ernährung – oder englisch: Chrononutrition – betrachtet nicht mehr nur Nährstoffe und Kalorien. Sie untersucht auch, wie sich der Zeitpunkt der Mahlzeiten auswirkt. Offenbar ist es für das Körpergewicht, die Fitness und damit für die Gesundheit von Vorteil, die größte Mahlzeit des Tages morgens oder nachmittags einzunehmen. Nicht abends.

Bei normalgewichtigen gesunden und aktiven Menschen, die zudem gute Schläfer sind, ist dies kein Muss. Sie können theoretisch essen, wie es ihnen passt – also auch die Hauptmahlzeit abends. Für Übergewichtige und schlechte Schläfer hingegen macht das Wann durchaus einen Unterschied. Für sie spricht viel dafür, eher morgens oder mittags üppig zu essen und abends nur leichte Kost. Denn nimmt man morgens anstatt abends das meiste an Kalorien zu sich, kommen im Verlauf des Tages insgesamt weniger zusammen. Das haben statistische Untersuchungen ergeben. Ein opulentes Frühstück scheint schlicht dazu zu führen, dass man den Rest des Tages über weniger isst. Zusätzlich bessern sich die Blutzuckerwerte und die Fettwerte sinken. Wer das Frühstück hingegen auslässt, verzögert die Lipolyse, also den Fettabbau. Es ist auch erwiesen, dass unorganisierte Ernährungsmuster, ähnlich dem Lebensstil, bei dem das Frühstück ausgelassen wird, das Risiko von Stoffwechselerkrankungen erhöhen, indem sie ein epitheliales Gedächtnis der Fettaufnahme auslösen. Das Gedächtnis der Fettzellwände, Fett aufzunehmen, wird gestärkt und möchte zunehmend bedient werden.

In einer Studie konnte gezeigt werden, wie sich ein Fokus auf das Frühstück auf das Gewicht auswirkt. Ausgehend von beispielsweise 1400 Kilokalorien Nahrungsaufnahme am Tag verteilen sich diese wie folgt: Die Hälfte davon, also 700 Kilokalorien, entfielen auf das Frühstück. Für das Mittagessen blieben dann 500 Kilokalorien. Dies entspricht insgesamt 35 Prozent. Am Abend blieben dann noch 15 Prozent, also 200 Kilokalorien. Über einen Zeitraum von drei Monaten verloren Teilnehmer, die sich so ernährten, mehr als doppelt so viel Gewicht, verglichen mit jenen, die ihre Kalorien umgekehrt verteilten. Dabei fielen die Fettwerte im Blut um fast 40 Prozent. Das ist doch ein ermutigendes Ergebnis und kann ein Anreiz zum Umdenken sein.

Doch Achtung: Die abendlichen 200 Kilokalorien sind nicht viel. Sie entsprechen zwei Eiern, 50 Gramm Käse mit einem Fettgehalt von etwa 48 Prozent oder einem halben Liter Weizenbier. Damit das Abendessen so Freude macht, braucht es etwas Fantasie. Wer ergänzend zu dieser Ernährungsweise ausreichend schläft, unterstützt den Körper zusätzlich beim Fettabbau. Ist der Schlaf jedoch jede Nacht eine Stunde kürzer als gewohnt, zeigt sich dieser Effekt schon nicht mehr, wie eine Untersuchung über zwei Monate ergab. Wieder ein Votum für ausreichenden Schlaf.

Das Frühstück hat noch einen weiteren Vorteil. Es justiert unsere innere Uhr, den zirkadianen Rhythmus. Das ist besonders für Kinder und Jugendliche wichtig. Ein regelmäßiges Frühstück unterstützt, genau wie eine feste Bettzeit, ein ausgeglichenes stabiles Schlaf-Wach-Verhalten.

Ein Arbeitsalltag macht es schwierig, regelmäßige Essgewohnheiten zu pflegen. Wir essen, wenn wir nach Hause kommen – und das ist oft später als geplant. Eine Erkenntnis aus der Chrononutrition besagt jedoch, dass die Zeitspanne, in der man isst, auch entscheidend zum Wohlbefinden beiträgt. Ideal ist ein Zeitrahmen von zehn Stunden. Wer beispielsweise um sieben Uhr frühstückt, sollte demnach um 17 Uhr zu Abend essen. Denn unser Körper ist darauf ausgelegt, Nahrung früh am Tag zu verdauen und zu verstoffwechseln. Gegen Ende des Tages wird dieser Vorgang weniger effizient. Dieses sogenannte zeitlich begrenzte Essen kann sich deutlich auf das Gewicht und den Gesundheitszustand auswirken.

In einer US-Studie aus Kalifornien zeigte sich, wie weit der Rhythmus der inneren Uhr und das reale Essverhalten oft auseinanderliegen. Die Teilnehmer waren 156 Menschen im Alter zwischen 25 und 30 Jahren. Als Nahrungsaufnahme galt alles über fünf Kilokalorien. Das entspricht zum Beispiel zehn Milliliter eines beliebigen gezuckerten Softdrinks. Für die Probanden schien es kein klassisches Frühstück-Mittag-Abendessen-Triumvirat zu geben. Ihre Nahrungsaufnahme lag zwischen vier bis 15 Mal pro Tag. Die durchschnittliche Zeit, die sie jeweils mit Essen beziehungsweise Trinken verbrachten, betrug 14 Minuten und 36 Sekunden. Zumindest für das Essen wäre das zu kurz. Ideal sind mindestens 20 Minuten pro Mahlzeit. Dann kann man langsam essen und viel kauen. »Iss doch nicht so schnell und kaue 32 Mal«, haben schon meine Oma und meine Mutter zu mir gesagt, wenn ich mal wieder dabei war, das Essen runterzuschlingen. Doch wer sich die 20 Minuten gönnt – Ungeübte müssen sich dafür anfangs vielleicht einen Timer stellen –, isst automatisch weniger, wie die Wissenschaft zeigt. Und diese 20 Minuten sind eher etwas für Allein-Esser. Ein Essen in Familie darf gern länger dauern. Eine Erhebung in den USA hat ergeben, dass außerhalb der USA geborene Eltern täglich 135 Minuten mit Mahlzeiten mit ihren Kindern verbringen, verglichen mit 76,2 Minuten bei in den USA geborenen Eltern. Nehmen wir einmal an, es handelt sich um drei Mahlzeiten, dann wären dies 45 Minuten pro Mahlzeit versus 25 Minuten. Ich leite daraus eine Tendenz zum Schnellessen in der industrialisierten westlichen Welt ab.

Wie schnell man isst, steuern übrigens Signale aus dem Mund, und wie viel man isst, Signale aus dem Darm, und zwar über verschiedene Nervenzellen im Gehirn.

Die durchschnittliche Zeit zwischen zwei Mahlzeiten betrug in der kalifornischen Untersuchung knapp mehr als drei Stunden. Das entspräche einem Frühstück, vielleicht einem zweiten Frühstück, dem Mittagsessen, der Kaffeezeit und dem Dinner, also fünf Mahlzeiten. Mehr Mahlzeiten sollten es idealerweise nicht sein. Auch ein Fazit aus der Wissenschaft. Das ist dann nicht mehr gesund. Welche Bedeutung dabei das Snacken zwischendurch hat, wird noch erforscht. Menge und Qualität spielen sicher auch eine Rolle. Knapp 40 Prozent der gesamten Nahrung nahmen die Teilnehmenden nach 18 Uhr zu sich. Wie in vielen anderen Ländern ist das Abendessen offenbar auch in den USA die größte Mahlzeit des Tages. Ich persönlich bin auch ein Spätesser, meine Hauptmahlzeit liegt zwischen 18 und 20 Uhr. Dafür frühstücke ich wenig, nur Obst oder ein Brötchen und ein Ei. Das Mittagessen fällt komplett aus. Daher kann ich mir das Essen nach 18:30 Uhr leisten, denke ich. Zumindest halte ich mein Gewicht und der Schlaf ist stabil sensibel, ohne Tendenz, sich zu verschlechtern.

Im Rahmen einer kleineren Studie wurde die Nahrungsaufnahme von acht Teilnehmern auf ein Zeitintervall von maximal zwölf Stunden beschränkt. Die Probanden waren alle übergewichtig, ernährten sich gewöhnlich in einem Zeitfenster von mehr als 14 Stunden am Tag. Schon die zwei Stunden weniger brachten im Verlauf von vier Monaten einen positiven Effekt. Im Schnitt nahmen alle Beteiligten mehr als drei Kilogramm ab. Sie berichteten zudem davon, sich tagsüber energetischer zu fühlen und nachts besser zu schlafen.

Insbesondere Betroffene mit einem metabolischen Syndrom profitieren von einem Nahrungsaufnahmefenster von nur acht bis zehn Stunden. Ein metabolisches Syndrom hat man, wenn Bluthochdruck, Übergewicht, Zuckerkrankheit und erhöhte Fettwerte im Blut festgestellt wurden. In den USA leiden 112 Millionen Menschen daran, circa 30 Prozent der Erwachsenen, in Deutschland sind es circa 25 Prozent der Erwachsenen.

Es scheint demnach sinnvoll, morgens mehr als abends zu essen, und die Zeit, in der man isst, auf maximal zwölf Stunden einzugrenzen. Essen nur zwischen acht und 20 Uhr – hört sich machbar an, oder? Ausnahmen bestätigen natürlich die Regel. Und zu gering sollte das Intervall übrigens auch nicht sein. Bei Frauen kurz vor und nach der Menopause, deren Zeitfenster für die Nahrungsaufnahme auf vier bis sechs Stunden begrenzt ist – das kommt zum Beispiel beim 18/6-Intervallfasten vor –, verringert sich das Dehydroepiandrosteron, kurz DHEA. Dieses Sexualhormon ist die Vorstufe für Östrogen. Da der Östrogenspiegel in den Jahren um die Menopause ohnehin fällt, ist dies ein unerwünschter Effekt. Das Gewicht verringerte sich in diesem achtwöchigen Experiment zudem nur um wenige Prozent.

FRÜHE NORWEGER, SPÄTE SPANIER

Wie steht es denn um die Essenszeiten in Europa? Ich nehme mal nur die Extreme und vergleiche sie mit den Daten aus Deutschland. Bei uns wird im Durchschnitt um acht Uhr gefrühstückt, um 13 Uhr zu Mittag gegessen und um 19 Uhr ist Abendbrotzeit. In Norwegen sind die Essenszeiten sieben, zwölf und 16 Uhr und in Spanien neun, 14 und 21 Uhr. Zwar hat hier auch das Licht-Dunkel-Regime einen Einfluss – in Spanien geht die Sonne später auf und wieder unter. Im Wesentlichen ist es aber das Abendmahl, welches den Unterschied macht.

Eine aktuell veröffentlichte Studie aus den USA beleuchtet die Mechanismen, die mitverantwortlich dafür sind, dass spätes Essen das Risiko für Übergewicht erhöht. Zuerst ist da der vermehrte Hunger, je länger die Pause, ohne Snacks, zum Mittagessen war. Dazu kommt, dass ein spätes Abendessen tagsüber den Energieverbrauch reduziert. Denn spätes Essen führt zu schlechterem Schlaf. In Folge baut der Körper mehr Eiweiß als Fett ab und der schlechte Schlaf raubt Energie für ausreichend Bewegung am nächsten Tag. Und auch die Körpertemperatur spielt mit hinein. Essen bringt den Körper dazu, Wärme zu produzieren. Gibt es dieses erst spät, kann sich der Zeitpunkt, an dem die Körpertemperatur in der Nacht sinkt, verschieben. Auch dies kann schlechteren Schlaf provozieren, der nicht nur die Aktivität am nächsten Tag bremst, sondern auch mehr Hunger macht.

Ob wir gerne früh oder spät zu Abend essen, ist auch ein Stück weit kulturell bedingt. Eine Untersuchung in Lateinamerika mit knapp 12 000 Probanden ergab, dass fast 75 Prozent direkt vor dem Zubettgehen noch eine Mahlzeit zu sich nahmen. Jeder Sechste nahm mehr als 30 Prozent der Tageskalorien kurz vorm Schlafen zu sich. Vorreiter des späten Essens sind in dieser

Region die Kubaner. In Asien sind es aus meiner Erfahrung die Singhalesen. Während einer Hochzeit in Colombo, der Hauptstadt von Sri Lanka, plauderte, lachte und tanzte die Hochzeitsgesellschaft bis 23 Uhr. Erst dann wurde das Buffet eröffnet. Für mich als Gast fühlte sich das sehr ungewöhnlich an. Die Einheimischen empfanden es aber als ganz normal.

DER EATING JETLAG

In der kalifornischen Studie, die ich bereits vorgestellt habe, wurde auch untersucht, wann die Teilnehmer unter der Woche und am Wochenende aßen. Am Wochenende verschob sich das Frühstück in der Regel immer eine Stunde nach hinten, das Abendessen aber nicht. Das ist gut so, denn eine Verschiebung der Essenszeiten bringt unseren 24-Stunden-Biorhythmus aus dem Takt. Wir sprechen vom sozialen Jetlag, wenn sich die Schlafenszeiten am Wochenende verschieben. Bei den Essenszeiten heißt das entsprechend Eating Jetlag. Mir war dieser Begriff neu. Ich bin bei der Recherche zu diesem Buch darauf gestoßen. Verschieben sich die gewohnten Mahlzeiten häufig um drei oder mehr Stunden, ist das ungesund – vor allem bei Jugendlichen. Zu den Folgen zählen Übergewicht und, vor allem bei Frauen, ein erhöhtes Risiko für Herz-Kreislauf-Erkrankungen.

Ein Gedankenspiel zum Eating Jetlag: Essen Sie unter der Woche üblicherweise um 18 Uhr und gehen um 22 Uhr ins Bett, am Wochenende essen Sie aber erst um 21 Uhr und gehen um ein Uhr ins Bett, dann bedeutet dies eine Zeitverschiebung um drei Stunden. Das ist für Ihren inneren Taktgeber, als würden Sie Ihren Körper an den Wochenenden nach Abu Dhabi beamen, wo die Uhren drei Stunden vorgehen. So eine wiederholte wöchentliche Essens-Zeitumstellung kann ähnlich anstrengend für den Organismus sein wie ein flugbedingter Jetlag.

Während der Corona-Pandemie verschob sich das Frühstück bei vielen Menschen unter der Woche nach hinten – wohl bedingt durch das Homeoffice. Laut einer Untersuchung sollte das Frühstück aber generell vor neun Uhr stattfinden, da es sonst zu metabolischen Erkrankungen wie Übergewicht und einem erhöhten Blutzuckerspiegel beitragen kann. Isst man es früher, gern auch umfangreich, wirkt sich das dagegen positiv aus.

Zusammenfassend sei gesagt: Zeitig zu essen und nicht zu kurz vor dem Zubettgehen hat eine Menge Vorteile. Aber was tun, wenn einen vor dem Schlafengehen noch mal der Hunger erwischt? Isst man drei bis vier Stunden vor dem Zubettgehen das letzte Mal, kommt das durchaus vor. Aus schlafmedizinischer Sicht kann ich dazu nur sagen: Es ist nicht ratsam, hungrig ins Bett zu gehen. Wir erinnern uns: Hunger triggert das Wachhormon Orexin – damit schläft es sich nicht gut. Und es gibt einen weiteren wach machenden Effekt von Hunger. Dieser erfolgt über die Schaltzentrale im Gehirn, den Thalamus. Der Thalamus ist unter anderem verantwortlich für Bewusstsein, Schlaf, Wachheit und eben die Nahrungsaufnahme. Deswegen werden dort auch Hungerhormone ausgeschüttet. Zu ihnen gehören die Endocannabinoide. Das sind dem Cannabis ähnliche Botenstoffe, die vom Körper selbst produziert werden. Sicher haben Sie schon mal gehört oder vielleicht sogar selbst erlebt, dass Cannabis, zum Beispiel als Joint geraucht, Hunger macht. Endocannabinoide tun dasselbe. Cannabis wird in der Krebstherapie eingesetzt, um Patienten zu helfen, denen der Appetit abhandengekommen ist. Eine Nebenwirkung ist aber die schlechtere Schlafqualität. Und noch ein schlafstörender Signalweg von Hunger besteht über sogenannte Calretinin-Neurone im Thalamus. Hungrig ins Bett zu gehen macht also wach bzw. einen schlechteren Schlaf, zumindest bei sensiblen Schläfern oder schon Schlafgestörten.

Im Übrigen provoziert spätes und schnelles Essen eine Fettleber. Zudem mindert es das Enzym Amylase. Dessen Aufgabe ist es, die Kohlenhydrate aufzuspalten, damit der Körper diese besser verwerten kann. Gelingt das nicht, kann sich ein Reizdarm entwickeln. Ein weiteres Risiko ist Diabetes mellitus. Dauerhaft!

AUF EINEN BLICK:

- Gesunde Menschen und gute Schläfer können ihre Nahrungsaufnahme verteilen, wie sie möchten, wenn sie auf die Menge und Qualität achten – und darauf, wann sie ihre Mahlzeiten einnehmen.
- Verteilen Sie drei bis fünf Essenseinheiten über den Tag. Die letzte große Mahlzeit sollte etwa drei Stunden vor dem Zubettgehen eingenommen werden. Je später Sie am Abend essen, desto ungesünder.
- Vermeiden Sie, wenn möglich, den Eating Jetlag am Wochenende.
- Zwischenmahlzeiten machen Sinn, wenn man dadurch zu den Hauptmahlzeiten weniger zu sich nimmt.
- Wann Sie essen, wie viel Sie essen und in welcher Qualität, bestimmt mit, wie gut Sie danach schlafen. Gerade für Kinder und Jugendliche ist das Frühstück sehr wichtig, auch weil es dem Biorhythmus dient.
- Nehmen Sie sich Zeit für Ihre Mahlzeiten: jeweils mindestens 20 Minuten. Die Phase, in der Sie tagsüber essen, beträgt idealerweise acht bis zwölf Stunden. Ausgenommen ist ein Betthupferl, denn hungrig sollte man nicht ins Bett gehen.

Kapitel 7

ESSEN VERBINDET

Wir sind uns bewusst, dass wir die regelmäßigen Gesundheits-Check-ups beim Arzt wahrnehmen sollten. Bei der Arbeit nehmen wir selbstverständlich an den Mitarbeitergesprächen teil, um unsere Leistung besser einschätzen zu können. Aber uns selbst zu fragen »Wie fühle ich mich?« – das vergessen wir oft. Dabei haben unsere Gefühle viel damit zu tun, wie viel und was wir essen. Insbesondere, wenn wir uns während der Mahlzeiten alleine fühlen. Untersuchungen zeigen, dass Einsamkeit dazu verleitet, pro Mahlzeit mehr Kalorien zu sich zu nehmen. Ob man dabei in der leeren Wohnung vor dem Fernseher sitzt oder in großer Runde in der Kantine, macht keinen Unterschied. Das Gefühl dabei ist ausschlaggebend. Deswegen ist es nicht nur vor dem Essen gesund, sich ab und an zu fragen: Wie fühle ich mich gerade, auch hinsichtlich meines Gewichts – und möchte ich daran etwas ändern?

In Gesellschaft sind es hingegen oft äußere Faktoren, die das Essverhalten mitbestimmen. So kommen in einer Familie mit Kindern wahrscheinlich andere Speisen auf den Tisch als in der Studenten-WG oder bei einem Paar im fortgeschrittenen Alter.

Interessant ist, dass die Zahl der Menschen am Tisch darüber mitbestimmt, wie viel auf dem Teller landet. So essen Menschen in Gesellschaft einer anderen Person etwa 35 Prozent mehr. Hierbei geht es um die Menge, nicht die Kalorien. Sitzen mehr als vier Menschen am Tisch, werden es 75 Prozent mehr. Sollten Sie also gerade versuchen, in Sachen Ernährung gesündere Entscheidungen zu treffen, hier mein Tipp: Suchen Sie sich dafür am besten eine Gruppe mit Gleichgesinnten. Dann fällt Ihnen die Umstellung leichter. Ich verstehe jedoch, wenn Ihre Lebensumstände dies nur bedingt zulassen – zum Beispiel, weil Sie mit den Kindern essen. Im Internet finden sich für diese Situation Rezepte unter dem Stichwort »Familien-Diät«. Denn das ist wichtig: Lassen Sie Ihre Kinder nicht allein essen. Zumindest drei bis vier Mahlzeiten pro Woche sollten diese zusammen mit den Eltern einnehmen. Wissenschaftlich betrachtet senkt dies die Gefahr für Übergewicht und Essstörungen beim Nachwuchs. Und das kann sich auch positiv auf das Verhalten von Kindern und Jugendlichen auswirken, hinsichtlich depressiver Verstimmungen, hinsichtlich eines möglichen Drogenkonsums und hinsichtlich vorzeitiger Schwangerschaften, wie aus den USA berichtet wird.

Bevor Sie sich nun Sorgen machen, dass Sie Ihr Kind durch unbegleitete Mahlzeiten in Gefahr gebracht haben: Depressionen und Drogenmissbrauch entstehen in der Regel durch eine Kombination verschiedener Faktoren, von denen nur einige familienbezogen sind. Sitzen Sie regelmäßig als Familie am Tisch, bekommen Sie jedoch wahrscheinlich eher mit, wie es Ihren Kindern geht – sei es im Umgang mit Freunden oder in der Schule. Und die gemeinsamen Mahlzeiten legen den Grundstock für ein gesundes Ernährungsverhalten. Zumindest, wenn Ihnen selbst daran gelegen ist. Dass Handys und Fernseher während dieser Zeit am besten ausgeschaltet bleiben, ist überflüssig zu erwähnen.

Helfen Kinder schon früh mit, das Essen mit zu- und vorzubereiten, gibt ihnen das auch Gelegenheit, bisher unbekannte Arten von Obst und Gemüse zu probieren. Es macht sie zu abenteuerlustigen Essern! Generell gilt, dass eine Mahlzeit so einfach wie möglich zubereitet sein sollte. Pro Person und Mahlzeit am Tisch gehört mindestens eine Frucht und ein Gemüse in den Topf oder die Schüssel. Lasst uns also das Leben genießen und vor allem gemeinsam essen. Gerade während der Corona-Pandemie war zu spüren, wie gut es tut, mit Menschen zusammenzusitzen, die einem etwas bedeuten – Familie, Freunde oder Kollegen.

KUMMER AUF DEM TELLER

Mit unseren Lieben am Tisch zu essen stellt Nähe her. Umgeben von Menschen, die wir wertschätzen, fühlen wir uns geborgen. Schon als Kleinkinder erfahren wir, dass Füttern eine Form der Zuwendung ist. Oft ist ein Geschmack, nach dem wir uns sehnen, auch mit guten Erinnerungen verbunden. Entsprechend eng ist unsere Ernährung mit unseren Gefühlen verknüpft. Weihnachten mit der Familie ist ein Anlass, der dies besonders deutlich macht. Alles soll harmonisch sein, ein Fest der Zuneigung. In Wirklichkeit sind die Beteiligten aber oft erschöpft und gestresst. Dann genügt ein ungelenker Kommentar: Das Herz schlägt schneller, die Handflächen werden feucht. Anstatt der Stressreaktion nachzugeben – zum Beispiel, indem man eine Runde joggen geht –, futtert man die Gefühle sprichwörtlich in sich hinein. Noch ein Stück Christstollen oder ein Knödel mehr landet auf dem Teller. Dabei hat der Magen längst »Genug!« signalisiert.

In der aktuellen Literatur habe ich dazu den Begriff des emotionalen Essens gefunden. Er beschreibt ein Essverhalten, das Nahrung benutzt, um Gefühle zu regulieren. Unsere Ernährung sollte jedoch nur physischen Hunger stillen. Dieser tritt auf, wenn unser Organismus Energie benötigt. Wir essen, wenn der Körper uns wissen lässt, dass gerade ein Mangel herrscht. Dieser sogenannte homöostatische Hunger wird durch Nahrungsentzug ausgelöst und beinhaltet neuroendokrine, endokrine und metabolische Signale, die das Bedürfnis zu essen vermitteln. Dabei wird der

Hunger durch redundante neuroendokrine Schaltkreise kontrolliert, die das metabolische Gleichgewicht aufrechterhalten. Historisch gesehen, als die Menschen Jäger und Sammler mit einer unvorhersehbaren Nahrungsversorgung waren, bestand die Regulierung des Hungers in erster Linie darin, dieses metabolische Gleichgewicht zwischen Kalorienaufnahme und -verbrauch aufrechtzuerhalten. Der Beginn der Landwirtschaft vor 12 000 Jahren erhöhte jedoch die Verfügbarkeit erschwinglicher, energiereicher und schmackhafter Nahrung, was erhebliche Auswirkungen auf die evolutionäre Physiologie des Hungers hatte, die in den vorangegangenen zwei Millionen Jahren geprägt worden war. Durch die Erhöhung der Verfügbarkeit von Nahrungsmitteln hat die Landwirtschaft den hedonischen Hunger gegenüber dem homöostatischen Hunger begünstigt. Hedonischer Hunger tritt ohne akuten Kalorienbedarf auf. Hedonisches Essen ist lustorientiert. Emotionale Reize »überschreiben« dabei die körperlichen Hunger-/Befriedigungssignale. Einsamkeit, Traurigkeit oder Depressionen erzeugen eine innere Leere, die Essen dann füllen soll und oft auch kann, wie Studien zeigen. Allerdings nur vorübergehend. Prägen diese negativen Gefühle die Kindheit, bleibt die Beziehung zum Essen häufig ein Leben lang schwierig.

Und man geht noch von einer dritten »Hungerform« aus: der Mikrobiom-getriggerte Hunger. Die Zusammensetzung und Funktion der Darmmikrobiota kann Hungerschaltkreise beeinflussen. Doch ihre genaue Rolle bei der Kontrolle der Nahrungsaufnahme muss noch geklärt werden.

Zurück zum Stress. Das ist ein Zustand, der sich gleichermaßen physisch und psychisch bemerkbar macht. Er entsteht häufig durch äußere Stressoren – der Job beansprucht einen weit in den Feierabend hinein, in der Beziehung kommt es ständig zu Streit. Bei manchen Menschen sind es auch innere Stressfaktoren, die den Druck verursachen: Sie sind von Natur aus wenig belastbar, quälen sich mit zu hohen Ansprüchen oder übersehen die eigenen Bedürfnisse.

Zumindest gefühlt nimmt der tägliche Stress für die meisten Menschen zu. Die Mehrheit der Deutschen nimmt sich gegenwärtig häufiger gestresst wahr als noch vor einigen Jahren. Das ergab eine aktuelle Befragung. Insbesondere jüngere Menschen leiden demnach unter einem steigenden Stresslevel. Stress ist aber auch ein Zustand, der sich in der Ernährung niederschlägt. Kurzzeitstress kann einem vorübergehend den Appetit rauben. Hat man beispielsweise einen kleinen Autounfall oder muss, mit oder ohne Vorwarnung, ans Rednerpult, will der Magen in der Regel erst mal nichts von Essen wissen. In solchen Situationen schütten die Nebennieren Adrenalin aus. Der Körper schaltet auf Kampf oder Flucht – beides schwierig, während man auf einem Sandwich kaut.

Hält der Stress über lange Zeit an, zum Beispiel, weil die Mitschüler einen mobben oder in der Firma Stellen abgebaut werden, verleitet das üblicherweise dazu, mehr zu essen. Adrenalin ist dann auch im Spiel. Bei Tisch macht sich jedoch das aus den Nebennieren ausgeschüttete Kortisol bemerkbar, jenes Hormon, das den Appetit steigert und motivierend wirkt – auch motivierend, zu essen. Wer erschöpft von der Arbeit nach Hause kommt, ist geneigt, das zu essen, was gerade vorhanden und ohne großen Aufwand zuzubereiten ist. Aber genau dies birgt die Gefahr, mehr Fett und Zucker zu sich zu nehmen. Denn Stress aktiviert das Belohnungssystem, welches bedient werden möchte, während er die Kontrollsysteme dämpft. Darüber hinaus mindert er die Ausschüttung von Insulin. Es wird Zucker freigesetzt und der Körper versucht mit einer Insulinausschüttung dagegenzuhalten. Die Fettzellen werden blockiert, eine Fettverbrennung findet nicht statt.

Indem Stress jenen Teil des autonomen Nervensystems aktiviert, der für Flucht- und Kampfreaktionen wichtig ist, hemmt er dessen Gegenspieler, den Parasympathikus und damit den Vagusnerv mit seinen entzündungshemmenden Eigenschaften. Dies kann – auch weil sich dadurch die Beweglichkeit des Darms verändert – das Mikrobiom und die Darmdurchlässigkeit negativ beeinflussen.

Wie Menschen mit Stress umgehen, ist allerdings verschieden. Das betrifft auch das sogenannte Stressessen. Unter den Normalgewichtigen tendieren 40 Prozent dazu. Immerhin 20 Prozent ändern ihr Ernährungsverhalten nicht, wenn sie gestresst sind. Weitere 40 Prozent haben weniger Appetit. Zudem spielen hier verschiedene Faktoren zusammen: individuelle Verhaltensmuster, äußere Einflüsse und genetische Prädisposition. Ausgerechnet Menschen, die sehr auf ihr Gewicht achten und sich beim Essen beschränken, sind zum Beispiel anfälliger für Stressessen.

Auch das Essen aus Angst gehört zum emotionalen Essen. Denkt man jetzt an die Kombination aus Angst und schlechtem Schlaf, wie sie häufig während der Corona-Pandemie auftrat, dann ist verständlich, warum sich in dieser Zeit manche Menschen deutlich schlechter ernährten. Beispielsweise begleitete eine US-Studie 17000 Schüler im Alter von zwischen neun und zwölf Jahren. Diese konsumierten zwischen 2019 und 2021 deutlich weniger Obst und Gemüse als sonst. Demnach aßen 2021 fast die Hälfte der Schüler weniger als einmal am Tag eine Frucht. Ganze 75 Prozent frühstückten nicht regelmäßig. Fast 45 Prozent tranken weniger als drei Gläser Wasser am Tag. Das sah 2019 noch deutlich besser aus. Was den Speiseplan betrifft, so hat vornehmlich das für die Jugend so wichtige Frühstück gelitten, weniger das Dinner. Und das, obwohl die Kinder wegen ausgefallener Schultage und Homeoffice der Eltern mehr Zeit für das Frühstück hatten.

Die Gefühle sind nicht die einzigen Faktoren, die unsere physiologische Appetitregulierung aushebeln. Schlafstörungen können diese ebenfalls verschlechtern. Ebenso diverse Erkrankungen wie Fettleibigkeit, Diabetes oder das polyzystische Ovarialsyndrom, eine weibliche Stoffwechselstörung. Bei Erkrankungen, die durch das Essverhalten bedingt sind oder dieses verändern, ist häufig die Insulinsensitivität verringert und der

Körper neigt stärker zu Entzündungen. Beide Zustände wiederum können Hormone beeinflussen, die es schwieriger machen, sich nach dem Essen zufrieden zu fühlen. Psychische Erkrankungen, bei denen Neurotransmitter wie Serotonin und Dopamin aus der Balance sind, beeinflussen unter Umständen ebenfalls den Appetit.

Bei manchen dieser Personen lässt sich sogar bildlich nachweisen, dass ihr Appetit außer Kontrolle ist. Zeigt man ihnen während einer Magnetresonanztomographie (MRT) Bilder von schmackhaften Gerichten, resultiert dies in einer erhöhten Gehirnaktivität im visuellen Kortex. Wir sind hier also physiologisch unterschiedlich gestrickt. Wäre interessant zu prüfen, ob man eine solche unterschiedliche Hirnaktivität auch im Schlaf messen kann, wenn von leckerem Essen geträumt wird. Schließlich heißt es in einem Theaterstück des irischen Schriftstellers George Bernard Shaw: »Keine Liebe ist aufrichtiger als die Liebe zum Essen.«

KLEINE KULTURGESCHICHTE DES ESSENS

Von den vielen Entscheidungen, die wir in unserem Leben treffen, gehört die, wie wir uns ernähren, sicher zu den wichtigeren. Etliche Faktoren, darunter Angebot und Appetit, prägen unsere Vorlieben. Jeden Tag wägen wir erneut ab. Schon unsere frühesten Vorfahren wählten aus: Ist diese Frucht, obwohl leuchtend rot, wirklich genießbar? Lässt sich das Fleisch noch konsumieren, obwohl es einige Tage in der Sonne lag? Über Hunderttausende von Jahren entwickelten sich aus solchen Überlegungen erst geteiltes Wissen, dann Zubereitungsarten. Essen ist damit nicht nur Nahrungsaufnahme, sondern ein Aspekt unserer Kulturgeschichte. Das Feuer hat daran einen nicht unerheblichen Anteil. Gekochte Nahrung ist ein evolutionärer Vorteil: Tiere, die mit Rohkost gefüttert werden, sind dünner als solche, die dasselbe Essen in gekochter Form erhalten. Hitze tötet zudem Parasiten und Bakterien. Und gekochte Nahrung schmeckt einfach besser als ungekochte. Charles Darwin bezeichnete die Kunst, Feuer zu machen und zu nutzen, deshalb als »wahrscheinlich die größte [Entdeckung] mit Ausnahme der Sprache, die jemals von Menschen gemacht wurde«. Für unsere nomadischen Vorfahren war es selbstverständlich, die Glut mitzunehmen. Hätten sie sich gegen das Kochen entschieden, gäbe es heute keinen wärmenden Eintopf, keinen Grillabend mit Freunden, keine vegetarischen oder veganen Burger und keine die Sinne neckenden Kreationen aus der molekularen Küche.

Kochen, könnte man sagen, hat uns ein Stück weit zu den Kreaturen gemacht, die wir heute sind. Im Vergleich zu den Schimpansen, unseren nächsten lebenden Verwandten, aber auch zu den Australopitheci, den mittlerweile ausgestorbenen Menschenaffen, die als Vormenschen bezeichnet werden, haben wir ein schwaches Verdauungssystem. Unsere Zähne sind kleiner, die Kaumuskeln weniger ausgebildet und der Magen-Darm-Trakt kürzer. Dazu kommt ein höherer Energiebedarf. Allein unsere großen Gehirne beanspruchen bis zu 20 Prozent des gesamten Energieverbrauchs unseres Körpers – und das in Ruhe.

Um zu dieser Entwicklung zu kommen, mussten sich Menschenaffen vor etwa drei Millionen Jahren aus den Wäldern in die Savannen Süd -und Ostafrikas wagen, nach Kenia und Tansania zum Beispiel, und nebenher lernen, aufrecht zu gehen. Eine aufrechte Haltung macht es nämlich einfacher, über das brusthohe Savannengras zu schauen und nach Nahrung zu suchen. Schon damals bestand die Ernährung unserer Vorfahren wahrscheinlich aus vielen verschiedenen Bestandteilen: Von Schimpansen wissen wir, dass diese neben Pflanzenbestandteilen wie Blättern, Blüten, Rinde und Früchten auch Insekten, Eier und Fleisch fressen. Allerdings roh, und Fleisch nur dann, wenn es in Griffweite ist – zum Beispiel in Form einer Eidechse. Vielleicht war es der Frühmensch Homo erectus, der zuerst das Feuer benutzte, um die Eidechse auch zu grillen. Schnittspuren an fossilen Tierknochen und passende Steinwerkzeuge deuten jedenfalls darauf hin, dass unsere Vorfahren vor 2,4 Millionen Jahren bereits Fleisch von Knochen schabten. Ernährung und handwerkliche Entwicklung bedingen sich wohl gegenseitig.

Homo erectus lebte als Jäger und Sammler. Seine Nahrung bestand aus circa 40 Prozent Fleisch und 60 Prozent pflanzlichen Proteinen, so der bisherige Kenntnisstand der Paläoanthropologen und Archäologen. Die so dazugewonnene Energie kam der körperlichen Entwicklung zugute. Körpergröße und -form der Frühmenschen glichen weitgehend unserer heutigen, obwohl ihre Becken breiter und sie wahrscheinlich muskulöser waren. Die um Fleisch erweiterte Nahrungspalette mag jedoch einige jener Krankheiten begünstigt haben, unter denen der Mensch heute noch leidet: Als unsere Vorfahren vor zwei Millionen Jahren begannen, rotes Fleisch zu essen, entwickelten sich in den meisten Bevölkerungsgruppen Arteriosklerose und Krebs. Fleisch ist reich an gesättigten Fettsäuren und erhöht das Cholesterin. In rotem Fleisch steckt ein Nährstoff namens L-Carnitin. Verstoffwechseln Darmbakterien diesen Stoff, entstehen dabei vermehrt Plaques. Das sind Ablagerungen von Cholesterin, Kalzium und Zellresten an den Innenwänden der Blutgefäße. Sie machen die Gefäße enger. Lösen sich die Ablagerungen ab, kann dies zum Beispiel zu einem Herzinfarkt oder Schlaganfall führen. Zusätzlich greift das menschliche Immunsystem einen Zucker im roten Fleisch namens Neu5Gc an. Es entsteht eine Entzündung, die bei jungen Menschen noch minimal ausgeprägt ist, aber schließlich im Lauf des Lebens Krebs verursachen kann, wenn sie sich häufig wiederholt. Und dann gibt es in der Wissenschaft noch eine Diskussion um TMAO (Trimethylamin-N-oxid), was beim Abbau von rotem Fleisch, aber auch Fisch und Fett entsteht. Dieser Metabolit wird mit Demenz und Schlaganfall in Zusammenhang gebracht. Ein Votum für das Steak well done (gut durch) oder medium (mittel). Aber eben in Maßen und nicht regelmäßig, so befolge ich es auch. Im Übrigen nimmt der Verzehr von Fleisch in vielen Ländern der Welt ab. Das liegt zum einem am wachsenden Gesundheitsbewusstsein. Zum anderen daran, dass Viehzucht dem Klima und der Umwelt schadet. In einer aktuellen US-Studie gaben mehr als 20 Prozent der über 5 000 Befragten an, sie würden weniger rotes Fleisch konsumieren, da dieses Produkt beim Einkauf klimaschädlich etikettiert ist. Dennoch steigt der Fleischkonsum in den USA, vornehmlich durch den Verzehr von Geflügel. In Deutschland hingegen sank der Fleischkonsum zwischen 2012 bis 2023 um zehn Prozent.

Wie auch die wenigen heute noch existierenden Jäger-und-Sammler-Gesellschaften lebten wohl auch die Frühmenschen von einer sehr gemischten Kost. Denn Jagd ist aufwendig, gefährlich und nur manchmal von Erfolg gekrönt. Schließlich stehen die Tiere nicht in der Savanne und warten darauf, dass ihnen jemand mit einem Stein den Schädel einschlägt. Mit dem Speer ist es auch nicht gerade einfach, ein bewegliches Ziel zu treffen. Pfeil und Bogen entwickelten die Menschen erst vor 54 000 Jahren – und selbst mit diesen ist ein Treffer nicht garantiert. Wahrscheinlich war es also nicht, wie lange angenommen, der Fleischkonsum, der Homo erectus zu seinem großen Gehirn verhalf, sondern die Zubereitung gekochter Nahrung. Bis zum »Homo culinarius« ist es zwar noch weit. Doch der Mensch lernt mit dem Feuer umzugehen.

DIE GRILLSAISON IST ERÖFFNET

Erste Hinweise, dass unsere Vorfahren Feuer zum Garen nutzten, datieren wahrscheinlich etwa zwei Millionen Jahre zurück. Aber beherrschen lernten sie es wohl erst vor 250 000 bis eine Million Jahren. Für die Frühmenschen waren Feuer, Waldbrände, Blitzeinschläge und Vulkanausbrüche sicher magische, Furcht einflößende Ereignisse. Was für einen Mut muss es daher gebraucht haben, zum ersten Mal einen brennenden Ast oder glühende Kohle zu stibitzen, um damit selbst Feuer zu entzünden. Vorbild könnten Vögel gewesen sein: Von australischen Habichtfalken wird zumindest berichtet, dass diese Brände nutzen, um ihre Beute mit brennenden Ästen in die Enge zu treiben.

Feuer zu transportieren erleichterte weite Wanderungen. Damit war es überall sicherer und hell: Feuerstellen hielten die Menschen nachts warm und schreckten wilde Tiere ab. Einer Theorie zufolge war Letzteres ursprünglich die Aufgabe des Schnarchens. Wenn überhaupt, scheint mir dies aber der einzige positive Effekt dieses lauten Geräuschs. Schnarchen ist das Resultat eines engen Rachens, der wiederum notwendig wurde, damit wir eine Sprache entwickeln konnten. Affen, die einen prominenten Unterkiefer haben, schnarchen nicht.

Nun mit dem Feuer ausgestattet migrierten die Frühmenschen in kältere Teile der Welt. So wanderte zum Beispiel der Homo heidelbergensis über das Zweistromland aus Afrika Richtung des heutigen Deutschlands. Dass dieser nun – zumindest rudimentär – kochen konnte, hatte neben dem besseren Geschmack noch einen weiteren Vorteil. Es vereinfachte sowohl die Nahrungsaufnahme als auch die Verdauung. Eine leichtere Verdauung wiederum verbraucht weniger Energie, weswegen davon mehr für das Gehirn übrig blieb. Der Nachteil kommt erst in unserer heutigen Gesellschaft zum Tragen: eine mögliche Gewichtszunahme. So war das Kochen für den Menschen zwar ein Glücksfall, jedoch einer mit unerwarteten Nebenwirkungen.

WURZEL- UND KNOLLENKÜCHE

Viel früher als lange angenommen, wahrscheinlich schon vor 100 000, vielleicht sogar mehreren Hunderttausend Jahren, ergänzten stärkehaltige Lebensmittel den Speiseplan. Dazu zählen Getreide, aber auch Knollen, Wurzeln und Saaten. Um diese zu verdauen, ist Amylase nötig. Das ist ein Enzym, welches den Menschen von Schimpansen und anderen Menschenaffen unterscheidet. Diese produzieren zwar Amylase in ihrem Speichel. Sie tragen aber nur ein einziges Gen für dieses Enzym. Bei Menschen finden sich bis zu elf.

Zu den für uns wichtigsten stärkehaltigen Lebensmitteln zählen heute Weizen, Mais, Hülsenfrüchte, Reis und Kartoffeln. Insbesondere in der Vollkornvariante enthalten sie Ballaststoffe, Kalzium, Eisen und B-Vitamine. Stärke ist ein Mehrfachzucker, zählt zu den Kohlenhydraten. Sie hat eine Besonderheit, die eine gesunde Ernährung unterstützt: Lässt man gekochte stärkehaltige Lebensmittel abkühlen, zum Beispiel Nudeln, um diese am nächsten Tag zu essen, oder Kartoffeln für den Kartoffelsalat, dann entsteht sogenannte resistente Stärke. Sie trägt diesen Namen, weil sie von den Verdauungsenzymen nicht zerlegt werden kann. Innerhalb von zwölf Stunden wird so aus einem Zucker ein Ballaststoff. Erst im Dickdarm machen sich die Darmbakterien darüber her. Sie verwandeln die resistente Stärke in kurzkettige Fettsäuren, darunter das Butyrat, wichtig für die Dickdarmschleimhaut und die immunologischen Abwehrkräfte.

Rohe Stärke ist allerdings schwer verdaulich. In südafrikanischen Höhlen gefundene Pflanzenreste legen nahe, dass die dort lebenden Menschen bereits vor etwa 120 000 Jahren gesammelte Knollen über dem Feuer rösteten. Offenbar hatten die Bewohner nicht nur gelernt, Pflanzen mit essbaren Wurzeln anhand deren Blätter zu identifizieren. Sie kannten wohl auch den Unterschied zwischen giftig und ungiftig, reif und unreif. Solches Wissen sicherte ihnen das Überleben – selbst wenn sie ihre vertraute Umgebung verlassen mussten.

Menschen sind seit jeher in der Lage, ihre Ernährung an die äußeren Bedingungen anzupassen. Dieser kulturelle Faktor erlaubte es uns, weite Teile der Erde zu besiedeln. So ernährten sich Jäger-und-Sammler-Volksgruppen im arktischen Raum überwiegend von tierischen Fetten und Proteinen: Die Inuit beispielsweise bezogen traditionell bis zu 99 Prozent ihrer Kalorien aus Robben-, Narwal- und Fischfang. In den Anden hingegen lebten Menschen hauptsächlich von pflanzlicher Kost. Weitere

Beispiele, wie variantenreich die Esskultur rund um den Globus war und ist, sind die vegetarische Kost der Jay-Buddhisten in Thailand, die fisch-basierte Ernährung der malaysischen Bajau und die proteinreiche Insekten-Kost der Nikobaren vor der Küste Indiens. Diese Bevölkerungsgruppen lehren uns, wie man sich früher ernährt hat. Darüber hinaus machen sie Untersuchungen möglich, die den Einfluss der modernen Ernährung auf das Mikrobiom und die Gesundheit entschlüsseln – beispielsweise bei jenen Personen, die ihre Gruppe verlassen und zum Beispiel die europäische Esskultur übernommen haben.

BEGINN DES ACKERBAUS

Lange hatten mehrere Menschenarten gleichzeitig gelebt, darunter der Neandertaler, der Denisova-Mensch, oder der Homo heidelbergensis. Bis auf den Homo sapiens, den es seit etwa 300 000 Jahren gibt und zu dem wir gehören, sind diese Verwandten alle ausgestorben. Was sie verband, war ihr Dasein als Jäger und Sammler. Ein mühevolles Lebensmodell. Es führte dazu, dass vor etwa 12 000 Jahren – so weit datieren Funde dazu zurück – in der Region vom Nahen Osten bis hin zum Balkan Menschen begannen, ihre Nahrung selbst anzubauen.

Der Ackerbau war eine aus der Ernährung geborene Revolution. Er sollte nicht nur das Zusammenleben unserer Vorfahren radikal verändern, sondern auch ihre Umwelt. Warum Menschen sesshaft wurden, ist nicht eindeutig geklärt. Möglicherweise schuf ein sich veränderndes Klima die richtigen Bedingungen, um nahrhafte Pflanzen wie wildes Getreide zu domestizieren. Vielleicht hatten manche Gruppen auch eine derartige Größe erreicht, dass die herkömmlichen Ressourcen nicht mehr ausreichten. Wahrscheinlich trugen viele verschiedene Faktoren zu dieser Entwicklung bei. Denn sie fand an mehreren Orten statt und dauerte über Tausende von Jahren. So wuchsen frühe Arten von Weizen, Gerste und Erbsen im Nahen Osten. In Mexiko finden sich Hinweise auf Kürbisse und Vorstufen unseres heutigen Mais.

Weizen, Mais und Reis sind bis heute die Grundlage der weltweiten Ernährung. Sie liefern mehr als 40 Prozent der weltweit konsumierten Kalorien. Mit den Anfängen des Ackerbaus begann die Geburtenrate zu steigen: Zuvor gebaren Frauen alle 3,5 Jahre ein Kind, nun alle 2,5 Jahre. Der Fleischkonsum hingegen sank auf etwa 30 Prozent des Kalorienbedarfs. Insgesamt verlor die Ernährungspalette an Vielfalt. Etwa 7 000 Pflanzenarten sollen die als Jäger und Sammler lebenden Bevölkerungsgruppen als Nahrung genutzt haben. Sie domestizierten aber nur einen kleinen Teil dieser wilden Vielfalt. Mit der einseitigeren Ernährung verbreiteten sich Karies und Parodontitis, die zuvor selten vorkamen.

TIERISCHER FORTSCHRITT

Zu den ersten Feldern gesellten sich – vielleicht angelockt vom plötzlichen Nahrungsreichtum – wilde Tiere. In Gebieten der heutigen Türkei sowie von Iran und Irak zähmten die Bewohner vor bis zu 13 000 Jahren Schweine, Rinder, Ziegen und Schafe. Wegen ihrer einst ausgedehnten Grasländer ist diese Region als fruchtbarer Halbmond bekannt. Dort hüteten Menschen nun ihr Vieh, anstatt wie einst den Herden hinterherzuziehen. Die nunmehr reiche Nahrung sorgte für ein immenses Bevölkerungswachstum. Aus Dörfern entstanden Städte. Vor 6 000 bis 8 000 Jahren zählten manche schon bis zu 3 000 Einwohnern. Wann immer Menschen zusammenkommen, entsteht ein guter Nährboden für neue Ideen: Bei Haifa im heutigen Israel gibt es Hinweise, dass dort schon vor 13 000 Jahren Bier gebraut wurde. In der Nähe von Tiflis, der Hauptstadt des heutigen Georgiens, fanden Forscher Spuren 8 000 Jahre alter Weinberge und passender Gefäße. Diese vergorenen Getränke schmecken nicht nur anders als alles, was die Natur sonst so hervorbringt. Sie beruhigen und euphorisieren gleichzeitig und können Menschen geselliger machen. Von der Annahme, dass moderates Trinken für die Gesundheit unerheblich oder, zum Beispiel bei Rotwein, sogar zuträglich sei, hat sich die Wissenschaft größtenteils verabschiedet. Alkohol kann krebserregend sein und unter anderem Leber oder Herz schädigen. Dafür ist kein extremer Konsum nötig. Und wer auf sein Gewicht achtet, weiß – und deswegen darf es gern wiederholt werden: Weniger ist mehr.

Während die Landwirtschaft betreibende Bevölkerung sich vermehrte und ausbreitete, verdrängte sie zum Teil die nomadisch lebenden Gruppen aus jenen Regionen, die Ackerland boten, oder erschloss sich neue Lebensräume. Bis vor einigen Hundert Jahren lebten in Teilen Europas und Amerikas noch Jäger und Sammler. Seitdem ist deren Zahl dramatisch zurückgegangen. Die verbliebenen Gruppen sind ein Beispiel für egalitäres Zusammenleben von Altersgruppen und Geschlechtern. Survival International, eine Organisation, die sich für die Rechte indigener Völker einsetzt, spricht von weltweit mehr als hundert solcher Stämme, manche nur noch 50 Personen groß. Zu ihnen zählen die Yanomami im venezolanisch-brasilianischen Amazonas-Gebiet, die Innu im Nordosten Kanadas, einige San-Völker im südlichen Afrika oder die Sentinelesen des Andamanen-Archipels.

Die bekanntesten sind wohl die Hadza im nördlichen Tansania: Seit Jahrzehnten dokumentieren Forscher ihre Lebensweise, insbesondere die Ernährung. Neuerdings gehört dazu auch das Mikrobiom. Verglichen mit dem Mikrobiom von in Industrienationen lebenden Menschen weist das der Hadza mehr als doppelt so viele Bakterienarten auf. Diese Vielfalt im Darm verdanken sie einer Kost, die reich an Ballaststoffen und selten eintönig ist. Berichten zufolge setzt sich diese aus etwa 600 verschiedenen Pflanzen- und Tierarten zusammen. Mit fast 15 Prozent hat Honig einen großen Anteil. Die Kalorien brauchen die Hadza für die tägliche Nahrungssuche. Männer im fortgeschrittenen Erwachsenenalter legen täglich etwa 14 Kilometer zu Fuß zurück, Frauen etwa acht Kilometer. Während Menschen in Industrienationen angesichts des Überangebots daran erinnert werden müssen, regional und saisonal zu essen, ist dies bei den Hadza selbstverständlich.

Es ist interessant, dass typische Zivilisationskrankheiten in den verbliebenen Jäger-und-Sammler-Gesellschaften selten vorkommen: Unter den Hadza beispielsweise sind bis heute kaum Fälle von Autoimmunerkrankungen wie Rheuma bekannt. Übergewicht ist selten. Herzkrankheiten und Diabetes ebenfalls. Die Hadza legen im Alter nicht um die Körpermitte zu, ihr Blutdruck bleibt stabil. Manche werden 70 oder 80 Jahre alt, ohne je ein Krankenhaus von innen gesehen zu haben. Neben der Bewegung liegt dies sicher auch an der Ernährung. Aus schlafmedizinscher Sicht wäre es natürlich interessant, wie sich Schlafdauer und Qualität bei diesen Völkern darstellen. Es gibt Hinweise darauf, dass sie zwar schlechter und kürzer geschlafen haben, aber einen stabileren Schlaf-Wach-Rhythmus hatten als wir heute. Das Schlafdefizit wurde mit Nickerchen am Tage kompensiert.

Ein weiteres Beispiel dafür, wie sich die Ernährung des Menschen im Verlauf der Evolution änderte, ist die Laktoseintoleranz. Die Mehrzahl aller Neugeborenen verträgt Muttermilch. Sie produzieren das Enzym Laktase, um diese zu verarbeiten. Das Enzym spaltet den Milchzucker im Dünndarm auf und macht ihn dadurch verwertbar. Ist das Kind abgestillt, produziert der Körper weniger Laktase. Nachdem Rinder, Schafe und Ziegen vor etwa 13 000 Jahren domestiziert wurden, bekamen Kinder Milch aber auch noch nach dem Abstillen. Damit entwickelte sich die heute bekannte Laktoseintoleranz. Nimmt die betroffene Person mehr Milchzucker zu sich, als die Laktase spalten kann, äußert sich das in Symptomen wie Bauchschmerzen, Blähungen oder Übelkeit. Laktoseintoleranz tritt in vielen Regionen auf, mit unterschiedlicher Ausprägung. In Nordeuropa ist sie selten, in Ostasien und Afrika dagegen häufig bis sehr häufig.

PALEO- UND PALAST-DINNER

Während unsere Körper noch nach steinzeitlichen Parametern funktionieren, sind wir in einer Fast-Food-Welt gefangen – das ist die Annahme hinter der sogenannten Paleo-Diät. Der Name Paleo leitet sich ab vom Paläolithikum, der wissenschaftlichen Bezeichnung für die Alt-Steinzeit. Da es zu dieser Zeit Ackerbau und Viehzucht noch nicht gab, war die Ernährung entsprechend eingeschränkt. Milchprodukte beispielsweise waren tabu. Überlegungen dazu, unsere heutige Ernährung der steinzeitlichen anzupassen, gab es seit den Siebzigern. Bekannt gemacht hat die Paleo-Diät jedoch der amerikanische Wissenschaftler Loren Cordain mit seinem 2002 erschienenen gleichnamigen Buch. Die Paleo-Ernährung propagiert häufig einen hohen Fleischkonsum bei gleichzeitigem Verzicht auf Getreide und Hülsenfrüchte. Weil das Nährstoffmängel verursachen kann, ist sie mit Bedacht zu genießen.

Miteinander zu feiern und besondere Anlässe zu zelebrieren ist eine zutiefst in unserer Kultur gelebte Verhaltensweise. Früheste Funde für organisierte Feste datieren etwa 12000 Jahre zurück. Dass die Menschen sesshaft wurden, um Landwirtschaft zu betreiben, veränderte das soziale Gefüge und die Möglichkeiten: Große, mehrtägige Zusammenkünfte boten Gelegenheit, nach Partnern Ausschau zu halten. Politische und religiöse Anführer hielten Feiern ab, um ihre Macht zu festigen.

Gastlichkeit wurde zum politischen Instrument. Mit dem Adel entstand eine höfische Kultur, welche die Untergebenen ruhig stellen und die Widersacher besänftigen sollte. Außerdem gibt es kaum eine bessere Gelegenheit, den eigenen Reichtum zur Schau zu stellen, als ein Fest. Am üppig beladenen Tisch wurden Verhandlungen geführt und Allianzen geschlossen. Eine wohldurchdachte Maßnahme: Füllt sich der Verdauungstrakt mit Essen, setzt dies eine Reihe von Hormonen frei. Von diesen veranlasst, erweitern sich die Gefäße, die den Verdauungstrakt versorgen. Sie sind nun stärker durchblutet. Das Blut fehlt dadurch in anderen Körperteilen, was zu Müdigkeit führt. Und wer müde ist, ist meistens auch unaufmerksamer, friedlicher und vielleicht auch kompromissbereiter. Immerhin hält sich das Ritual der späten politischen Debatte, die mit einem Kompromiss endet, bis heute, zum Beispiel bei Krisensitzungen im Deutschen Bundestag. Genau wie die Geschäftsessen, die sogar steuerlich geltend gemacht werden können. Dass man nach einem lang in die Nacht dauernden und opulenten Essen schlechter schläft und durchschläft, mag damals und vor allem in betuchten Kreisen noch keine große Rolle gespielt haben. Die Feiernden konnten ja am folgenden Tag den fehlenden Schlaf nachholen. Heute heißt es für die meisten: zurück an die Arbeit.

AUF EINEN BLICK:

- Allein essen verleitet dazu, ungesünder zu essen. In der richtigen Gesellschaft hingegen isst man mehr, aber vielleicht auch gesünder.
- Essen in Gesellschaft zu genießen macht Spaß und entspannt sogar manche Konflikte. Wer abnehmen will, sollte beim Essen aber die Gesellschaft von Genießern meiden.
- Der Mensch ist vom Früchte- und Pflanzenesser zum Allesfresser geworden. Zuletzt hat er Getreide und Milch zum Speiseplan hinzugefügt. Das hatte sowohl Vor- als auch Nachteile. Wir können uns an die verschiedensten Nahrungsgewohnheiten anpassen, das zeigen einzelne Bevölkerungsgruppen bis heute. Unter den Lebewesen scheint der Mensch dasjenige zu sein, das betreffs der möglichen Nahrung am variabelsten ist.

Kapitel 8

ERNÄHRUNGSENTSCHEIDUNGEN

Pro Tag, so heißt es in der Literatur, treffen wir ungefähr 200 Entscheidungen darüber, was wir essen. Die meisten laufen unterbewusst ab: Ist Nahrung vorhanden, sind wir vorrangig auf Zugreifen programmiert. Was nicht heißt, dass wir grundsätzlich unbedacht essen. Die Deutschen ernähren sich zunehmend gesünder. Seit 2015 erstellt das Bundesministerium für Ernährung und Landwirtschaft (BMEL) den Ernährungsreport. Laut der 2024 veröffentlichten Ausgabe essen über 70 Prozent der Befragten mindestens einmal am Tag Obst und Gemüse. Milchprodukte wie Joghurt oder Käse kommen bei mehr als 60 Prozent täglich auf den Teller. Verglichen mit 2023 ist diese Zahl leicht gestiegen. Kaum etwas verändert hat sich etwas bei Fleisch oder Wurst: Über 20 Prozent verzehren diese Tag für Tag. Seit Beginn der Befragung ist dieser Wert jedoch um elf Prozentpunkte gesunken. Das liegt vermutlich daran, dass vegetarische oder vegane Alternativen zu tierischen Produkten mehr Zuspruch bekommen.

Und wie viele Kilokalorien nehmen wir zu uns? In Deutschland im Durchschnitt 3388 pro Tag, was weniger ist als in den USA (3697), aber mehr als in Großbritannien (3371), Brasilien (3051) und deutlich mehr als in Indien (2359). Der Weltdurchschnitt der täglichen Kalorienzufuhr liegt bei 2870 Kilokalorien. Laut der Deutschen Gesellschaft für Ernährung brauchen normalgewichtige Männer im Alter von 25 bis 50 Jahren zwischen 2300 bis 3000 Kalorien täglich, Frauen nur 1800 bis 2400 Kalorien. Den Bedarf bestimmen neben Alter, Körpergröße und -gewicht auch Stress, hormonelle Schwankungen und der allgemeine Gesundheitszustand. Außerdem ergeben sich Unterschiede durch den individuellen Lebensstil: Arbeitet eine Person körperlich oder im Büro, hat sie eine Vorliebe für Sport oder einen Hang zur Couch Potato.

DIE MEDITERRANE KÜCHE

Pilz-Risotto, Hummus mit gebratener Aubergine oder Salat mit gegrilltem Oktopus: Wenn es eine gesunde Küche gibt, auf die sich die Welt mehrheitlich einigen kann, ist es sicher die des Mittelmeers. Sie ist seit Generationen bewährt – Wissenschaftler erforschen ihre Vorzüge seit über einem halben Jahrhundert – und lässt sich ein Leben lang durchhalten. Denn sie macht das Beste aus Gemüse und Früchten: leckere, frische, vollwertige und unverarbeitete Lebensmittel, die alle den Hashtag #cleaneating verdienen. Dabei wirkt sie entzündungshemmend, verlängert das Leben und schützt nebenbei noch unseren Planeten. Und das selbst dann, wenn man nicht am Meer wohnt.

Eine kürzlich veröffentlichte US-Studie hat über 25 Jahre die Ernährung von 25000 Frauen ausgewertet. Bei jenen Teilnehmerinnen, die an der Mittelmeerdiät festhielten, war das Sterberisiko bis zu 23 Prozent niedriger. Denn die Ernährung unserer europäischen Nachbarn senkt nicht nur das Risiko, an Krebs zu erkranken. Sie schützt auch das Herz und die Blutgefäße. Der Grund: Die mediterrane Küche beinhaltet viele einfach ungesättigte Fettsäuren. Sie helfen dem Körper, fettlösliche Vitamine aufzunehmen, und können den Cholesterinspiegel senken.

Frauen, die sich auf diese Weise ernähren, sind offenbar auch weniger anfällig für schwangerschaftsbedingte Komplikationen. In einer US-Studie mit knapp 7800 Teilnehmerinnen verringerten sich diese um fast ein Viertel, insbesondere Diabetes und Bluthochdruck. Und eine gesunde pränatale Ernährung mindert auch Wachstumsprobleme mit Gefahr der nicht-gewollten Gewichtszunahme bei den Neugeborenen.

In einer anderen Untersuchung in den USA minderte die mediterrane Diät die Schlafstörungen der Probandinnen um 30 Prozent. Sogar bei jungen Frauen zwischen zwölf und 18 Jahren förderte sie den Schlaf, wie Forscher aus dem Iran kürzlich feststellten. Wer diese Küche regelmäßig genießt, hat im Vergleich zu anderen zudem ein um 17 Prozent geringeres Risiko, später an Alzheimer zu erkranken.

Was ist das Geheimnis dahinter? Die mediterrane Küche nutzt einen wertvollen Mix aus Hülsenfrüchten, Pilzen, Beeren, Samen, Nüssen, Obst, Salaten und Gemüse. Idealerweise stammen diese aus regionalem Anbau und haben gerade Saison. Vollkornprodukte enthalten Schale und Kern der Körner und somit hungerstillende Ballaststoffe. Das Fett der Wahl ist Olivenöl. Die Bezeichnung »Nativ« oder »Extra Vergine« bzw. »Extra Virgin« bedeutet, dass es kaltgepresst und ohne chemische Zusätze gewonnen wurde. Das macht es reich an Antioxidantien und Polyphenolen. Wer möchte, ergänzt seine Mahlzeiten täglich mit Milchprodukten in geringen Mengen. Fisch kommt in der Mittelmeerküche ein paar Mal in der Woche auf den Tisch, auch das in kleinen Portionen. Empfehlenswert sind hier Bio-Zuchtfische, einheimische Süßwasserfische oder zumindest Fische aus MSC-Fang. Fleisch kann ab und zu gegessen werden.

Isst man viele Früchte, Gemüse, Vollkorn, etwas Fisch und wenig gesättigte Fettsäuren, spart zudem an Industriezucker und Salz, erhöht dies den Spiegel vom schon erwähnten Dehydroepiandrosteron, kurz DHEA. Der Körper braucht dieses von der

Nebenniere produzierte Hormon, um Östrogen und Testosteron herzustellen. Beide Hormone nehmen mit zunehmendem Alter ab. Es gibt Hinweise, dass DHEA vorbeugend gegen einige altersbedingte Krankheiten wirkt. Bislang fehlen aber Beweise für diesen Effekt beim Menschen. Doch unabhängig davon empfehlen auch die Kardiologen der amerikanischen Herzgesellschaft die Mittelmeerdiät. Das hat sicher auch damit zu tun, dass die westliche Ernährung und die Mittelmeerdiät die wichtigsten Ernährungsweisen sind, die im Hinblick auf ihren Einfluss auf die Darmmikrobiota und die daraus resultierenden gesundheitlichen Folgen ausreichend wissenschaftlich untersucht wurden. Die ebenfalls nützliche Atlantikdiät ist weniger erforscht.

Von den Anregungen und wissenschaftlichen Erkenntnissen einer Mittelmeerdiät lasse ich mich natürlich gerne leiten: Im hinteren Teil des Buchs finden Sie deshalb mehrere Rezepte, welche die Küche des Mittelmeerraums feiern: Die Ratatouille mit Safran, der Salat aus geröstetem Blumenkohl und die Hackbällchen-Tajine auf den Seiten 243, 244 und 245 sind Varianten dieser vielfältigen Küche.

Übrigens gibt es zur mediterranen Ernährung ein Pendant aus Japan: die Okinawa-Küche. Diese hat einen sehr niedrigen Fettgehalt, insbesondere hinsichtlich der gesättigten Fettsäuren. Dafür kommen mehr Kohlenhydrate in den Kochtopf: zum Beispiel Süßkartoffeln, die den Blutzuckerspiegel nur langsam steigen lassen und lange satt machen. Aber auch anderes Wurzel- und Blattgemüse wie Spinat, Senfkohl, Kohl, Karotten, Kürbis, Zucchini, Knoblauch und Daikon-Rettich. Eiweiß liefern Sojaprodukte wie Tofu. Ergänzt wird mit Pilzen, verschiedenen Algen, Fisch und Obst. Süßkartoffeln, Spinat und Algen haben einen weiteren Vorteil: In ihnen stecken Antioxidantien. Das sind chemische Verbindungen, die vor den sogenannten freien Radikalen schützen. Freie Radikale können während des Stoffwechsels entstehen oder durch schädliche Einflüsse von außen, zum Beispiel Zigarettenrauch oder UV-Strahlung der Sonne. Sie machen ihrem

Namen alle Ehre, weil sie aggressiv mit anderen Verbindungen reagieren: Zu viele freie Radikale im Körper verursachen oxidativen Stress. Dieser wird mit verschiedenen Erkrankungen, aber auch der vorzeitigen Hautalterung in Verbindung gebracht. Antioxidantien neutralisieren die reaktionsfreudigen Moleküle. Die Studienlage dazu ist nicht ganz eindeutig. Aber sicher ist: Wir sollten alle mehr Gemüse essen.

Wenn Sie bei einer Mahlzeit nicht aufs Dessert verzichten möchten, habe ich einen Tipp: Kohlenhydrate helfen ja dabei, den Anteil der Aminosäure Tryptophan im Blut zu erhöhen. Aus dieser kann der Körper das Hormon Serotonin bilden, welches unsere Schlaf- und Wachphase regelt. Aus Serotonin entsteht wiederum Melatonin. Datteln und Walnüsse beispielsweise sind gute Tryptophan-Lieferanten. Nüsse machen zudem schnell satt, dank ihrer Fett-Eiweiß-Ballaststoff-Matrix. Ein paar davon als Nachtisch sind besser für den Schlaf als jede Crème brûlée.

WORAUS UNSERE NAHRUNG BESTEHT

Was wir essen, wird in der Regel in drei Hauptnährstoffe unterteilt: Zucker (Kohlenhydrate), Eiweiße (Proteine) und Fette. Jedes dieser Elemente versorgt unseren Körper auf andere Weise. Denn verdauen wir Kohlenhydrate, Proteine oder Fette, entstehen dabei unter anderem Mikronährstoffe. Dazu gehören das Vitamin K und die meisten B-Vitamine, vor allem B6 sowie Mineralstoffe. Das Blut transportiert die Bestandteile zu den Körperzellen, wo sie benötigt werden, um Energie zu gewinnen sowie Hormone, Enzyme und andere biochemische Stoffe zu produzieren. Mikronährstoffmangel ist mit beeinträchtigten kognitiven Leistungen und Emotionsschwankungen verbunden.

KOHLENHYDRATE

Kohlenhydrate umfassen Stärke und Zucker und kommen in sämtlichen pflanzlichen Nahrungsmitteln vor. Sie bestehen aus unterschiedlich langen Ketten von Zuckermolekülen (Glukose, Fruktose, Saccharose, Laktose). Anhand dieser lassen sie sich in zwei Kategorien unterteilen: einfache und komplexe Kohlenhydrate. Einfache Kohlenhydrate sind aus kurzen Zuckermolekülketten zusammengesetzt. Sie finden sich zum Beispiel in Zucker und Honig. Milchprodukte enthalten Milchzucker, Obst und Fruchtsäfte Fruchtzucker. All diese kurzkettigen Kohlenhydrate sind schnell verdaut und aufgenommen: Der Blutzuckerspiegel steigt zügig an. Eine Ausnahme bildet der Fruchtzucker, die Fruktose. Sein Einfluss auf den Blutzuckerspiegel ist geringer. Zu viel davon stört jedoch die Fähigkeit der Leber, Fette richtig zu verstoffwechseln. Auch nicht wünschenswert. Das betrifft vor allem Lebensmittel, die mit Fruktose angereichert wurden, zum Beispiel in Form von Sirup. Aus Sicht des Schlafmediziners kommt noch hinzu, dass einfache Kohlenhydrate den Tiefschlaf mindern und nächtliche Weckreaktionen provozieren. Mehr noch: Zucker, raffinierte Körner – also Produkte, die nicht aus vollem Korn bestehen – und Stärke erhöhen das Risiko für Schlafstörungen. Deswegen: möglichst meiden, ausgenommen der kleine Kohlenhydrat-Snack vor dem Zubettgehen.

Komplexe Kohlenhydrate hingegen sind auch als »gute« Kohlenhydrate bekannt. Sie bestehen aus langen, verzweigten Zuckermolekülketten. Der Körper braucht länger, um diese aufzuspalten, was den Blutzuckerspiegel weniger und gleichmäßiger ansteigen lässt. Zu den komplexen Kohlenhydraten zählen all jene, die auch in der mediterranen – und eigentlich in jeder gesunden – Küche am häufigsten mitmischen: Gemüse, Hülsenfrüchte, Nüsse, Kerne, Haferflocken und Vollkornreis, um nur einige zu nennen.

Kohlenhydrate sind die wichtigsten Energielieferanten für

Muskeln und Gehirn. Je mehr man sich bewegt, das gilt vor allem für Sportler und Menschen, die körperlich arbeiten, desto mehr Kohlenhydrate braucht man. Unser Körper kann Kohlenhydrate jedoch nur in begrenztem Maß speichern. Er wandelt dazu Glukose aus der Nahrung in Glykogen um. Dieses lagert in den Muskeln und der Leber. Glykogen in den Muskeln dient dazu, diese bei Bedarf schnell zu versorgen. In der Leber vorgehaltene Glykogendepots haben nur die Aufgabe, den Blutzuckerspiegel konstant zu halten. So kann zum Beispiel das Gehirn gleichmäßig Energie beziehen.

In der Leber ist Platz für bis zu 100 Gramm Glykogen. Wie viel die Muskeln speichern können, ist von der individuellen Muskelmasse abhängig: In der Regel sind das etwa 300 bis 500 Gramm. Pro Kilogramm Körpergewicht sollte ein Mensch pro Tag 5 bis 12 Gramm an Kohlenhydraten essen. Sportler eher 8 bis 10 Gramm, Nicht-Sportler nur 5 bis 8 Gramm.

Eine Änderung der Aufnahme von Grundkohlenhydraten kann innerhalb einer Woche die Zusammensetzung der Darmmikrobiota stark beeinflussen.

PROTEINE

Auf Instagram posieren Fitness-Influencer mit teuren Proteinshakes. Bodybuilder glauben, ihre Muskeln würden ohne zusätzliches Eiweiß verkümmern. Selbst Otto Normalautofahrer greift an der Tankstellenkasse in die Schachtel mit Proteinriegeln – ist doch so gesund! Proteine haben geschafft, wovon Kohlenhydrate und Fett nur träumen können: Menschen assoziieren sie mit Fitness. Aber nach den gesundheitlichen Vorzüge von Proteinen gefragt, hätten wohl nur wenige eine konkrete Antwort parat. Schauen wir mal, wofür unser Körper diese so dringend benötigt.

Proteine, auch als Eiweiße bekannt, sind ein wichtiger Nahrungsbestandteil und dienen als primäre Quelle von Aminosäuren. Das sind organische Verbindungen, die der Körper zum Teil selbst herstellt. Manche muss er auch mit der Nahrung aufnehmen, wie zum Beispiel Histidin, Leucin, Lysin oder Tryptophan. Bisher sind 21 Aminosäuren bekannt. Aus diesen setzen sich Proteine in Form von Makromolekülen zusammen. Dabei bestimmen Anzahl und Reihenfolge der Aminosäuren, welche biologische Funktion ein Protein übernimmt. Und derer gibt es viele. Bodybuilder haben recht: Proteine sind wichtige Baustoffe unseres Körpers. Sie stecken in jeder unserer Zellen: Muskeln, Haut und Haare sind aus ihnen zusammengesetzt. Ohne Proteine wären wir also form-, aber auch funktionslos. Denn als fleißige Arbeiter in der zellulären Fabrik unseres Körpers unterstützen und steuern sie etliche Prozesse: beschleunigen als Biokatalysatoren Reaktionen, transportieren Stoffe, lassen das Blut offener Wunden gerinnen und – ganz wichtig – warnen das Immunsystem, wenn sie auf körperfremde Strukturen wie Bakterien oder Viren treffen, und nicht zuletzt sind sie essenziell für die Gesundheit des Gehirns.

Sie denken jetzt sicher: Toll, davon kann man doch gar nicht genug haben! Was die Werbung für Proteinprodukte verschweigt: Ein Mensch, der sich nicht viel bewegt, braucht pro Kilogramm Körpergewicht etwa 0,8 Gramm Protein pro Tag. Eine ausgewogene Ernährung deckt dies in der Regel ab. Hülsenfrüchte, darunter Linsen, Bohnen oder Kichererbsen liefern reichlich pflanzliche Eiweiße. Proteine stecken aber auch in Kürbiskernen, Nüssen, Spargel und Spinat. Fisch, Meeresfrüchte, Eier, Joghurt, Quark, Käse und Fleisch enthalten tierische Eiweiße. Pflanzliche Eiweiße sind jedoch besser als tierische: Bei Fliegen hat man nachgewiesen, dass die Sterblichkeit um 20 Prozent sinkt, wenn sie mit pflanzlichen Eiweißen gefüttert werden. Eine Ernährung mit pflanzlichen Eiweißen erhöht auch den Gehalt an kurzkettigen Fettsäuren, den SCFAs und den verzweigtkettigen (essenziellen) Aminosäuren Valin, Leucin und Isoleucin, was nachweislich die Gesundheit fördert.

Gönnt man sich tierische Eiweiße, dann sind unverarbeitete Produkte den verarbeiteten vorzuziehen. Das heißt, lieber Hähnchenschenkel als Bärchenwurst. Im Englischen hat sich der Begriff »ultra-processed food« (UPF) etabliert, übersetzt etwa: hochverarbeitete Lebensmittel. Damit ist alles gemeint, was schon zubereitet in die Wohnung kommt und Zusatzstoffe enthält, wie Emulgatoren, Konservierungsmittel und Süßstoffe (Stevia, Aspartam u.a.). Also nicht das Lieferessen vom Restaurant, sondern all jene Produkte und Mahlzeiten, die in der Fabrik »gekocht« wurden. Dazu zählen Tütensuppen, Fischstäbchen, Backmischungen, aber auch Fruchtjoghurt oder gebackene Bohnen. Eine Ernährung mit vornehmlich tierischen Eiweißen fördert psychische Probleme (Depressionen) und Entzündungsprozesse im Körper. Die verarbeiteten Produkte verursachen auch Stimmungsstörungen, am ehesten durch ihren negativen Einfluss auf das Mikrobiom.

DER EINSCHLAFHELFER TRYPTOPHAN

Mit einer der oben genannten Aminosäuren sind Sie aus den vorhergehenden Kapiteln schon vertraut: Tryptophan. Tryptophan dient als Vorstufe von Hormonen, unter anderem des Glückshormons Serotonin und des Schlafhormons Melatonin. Es zählt zu den essenziellen Aminosäuren, das heißt, der Körper kann es nicht selbst herstellen. Tryptophan muss über die Nahrung aufgenommen werden.

Bei Eiweißmangel kommt es mitunter zu Schlafproblemen. Das liegt dann am fehlenden Tryptophan. Um das Gehirn zu versorgen, müssen Aminosäuren die sogenannte Blut-Hirn-Schranke überwinden. Diese filtert, wie schon gelernt, was ins Gehirn darf und was nicht. Vereinfacht gesagt, nutzen die Proteinbausteine einen Transporter, um an ihr Ziel zu gelangen. Für das Tryptophan ist es schwierig, darauf einen Platz zu bekommen: Es ist die Aminosäure mit der geringsten Konzentration im Blutplasma. Seine Konkurrenten sind andere Aminosäuren wie

Tyrosin, Phenylalanin, Leucin, Isoleucin und Valin. Diese sind in verschiedenen Produkten zu finden, darunter Geflügelfleisch, Schweinefleisch oder Käse.

Offenbar gibt es jedoch einen Trick, mit dem sich die Tryptophankonzentration im Gehirn erhöhen lässt: ein Abendessen mit Kohlenhydraten. Diese lassen den Blutzuckerspiegel schnell ansteigen. Infolge schüttet der Körper Insulin aus, denn dieses erlaubt es den Muskeln, den Zucker aus dem Blut aufzunehmen. Dabei werden nun auch die mit dem Tryptophan konkurrierenden anderen Aminosäuren in die Muskelzellen eingeschleust. Plötzlich hat Tryptophan an der Blut-Hirn-Schranke einen Wettbewerbsvorteil. Für einen guten Schlaf sollten eiweißreiche Nahrungsmittel beim Abendessen deshalb mit Kohlenhydraten kombiniert werden.

Bei schon vorhandenen Schlafstörungen ist es unter Umständen ratsam, Tryptophan als Tablette einzunehmen. Manche meiner Patienten haben Glück: Sie reagieren darauf positiv. Es dauert vier bis acht Wochen, dann schlafen sie besser und sind am Tage ausgeglichener. Und das alles nur dank dieser einen Aminosäure! Mit ihrer Anwendung habe ich in meiner Praxis tatsächlich schon einige schwer Schlafgestörte im wahrsten Sinne des Wortes glücklich gemacht. Aber eben nur einige. Die Ansprechrate, also der Anteil derjenigen, bei denen die Aminosäure gegen ausgeprägte Schlafstörungen hilft, liegt bei geschätzt zehn Prozent. Immerhin, zehn von 100 ist damit geholfen und sie brauchen keine stärkeren schlaffördernden Mittel. Bei milderen Formen der Insomnie kann Tryptophan natürlich besser wirken.

Eine andere Aminosäure, die im Gehirn als hemmender Neurotransmitter fungiert und vor allem die Muskulatur beruhigt, ist das Glycin. Es muss eigentlich nicht zugeführt werden. Der Körper produziert es selbst. Wer schlecht schläft und dennoch ein bisschen nachhelfen will, kann als Snack am Abend ungeröstete Erdnüsse oder gedämpfte Edamame knabbern. Ein Glas Milch trägt ebenfalls zur Schlafdauer bei. Neben Eiweiß enthält sie nämlich auch Kohlenhydrate. Da Eiweiß munter macht, empfehle ich Schlafgestörten abends dennoch nicht zu viel davon zu konsumieren. Die Studienlage ist hier leider nicht ganz eindeutig.

Um die Schlafqualität zu fördern, sollten 16 bis 19 Prozent der Energiezufuhr am Tage aus Proteinen bestehen. Denn zu wenig stört beim Ein-, zu viel davon beim Durchschlafen. Die richtige Zeit für das Protein-Dinner: drei bis vier Stunden vor dem Zubettgehen.

DIE MUSKELMACHER

Wer sich ausgewogen ernährt, ist in der Regel ausreichend mit Proteinen versorgt. Für zwei Bevölkerungsgruppen macht es jedoch Sinn, etwas zuzufüttern: Sportler und Ältere. Im Durchschnitt beginnen Menschen bereits in ihren Vierzigern damit, Muskelmasse abzubauen. Nach dem 60. Lebensjahr beschleunigt sich dieser Rückgang. Das zeigen Studien. Man spricht dann von Sarkopenie. Wer zu wenig Muskeln hat, ist anfälliger für Stürze und Knochenbrüche. Gerade im Alter sind diese ein nicht zu unterschätzendes Risiko. Der einfachste Weg, Muskeln aufzubauen und zu erhalten ist, sie einzusetzen: Bewegung tut ihnen gut, insbesondere Krafttraining und Stretching. Darüber hinaus kann eine proteinreiche Ernährung dazu beitragen, den altersbedingten Muskelverlust zu verlangsamen oder zu minimieren. Bei den Älteren unter uns liegt der Bedarf pro Tag bei 1,2 bis 1,5 Gramm pro Kilogramm Körpergewicht pro Tag.

Ein Glas Kuh- oder Sojamilch am Abend hilft beim Einschlafen. Für die extra Portion Proteine empfiehlt sich jedoch Ziegenmilch. Diese unterstützt zum Beispiel Sportler nach dem Training dabei, im Schlaf Muskeln aufzubauen. Ältere Menschen profitieren ebenfalls von diesem Muskel-aufbauenden Effekt – und das unabhängig von sportlicher Aktivität. Generell kann ein Eiweiß-Snack, insbesondere Käse oder Quark, den Muskeln wichtige Bausteine liefern. Denn in Käse und Quark steckt Casein. Kühe produzieren es, um ihre Kälber zu nähren: Es ist ihre Protein-, Kalzium- und Phosphatquelle. Der menschliche Organismus nimmt es nur langsam auf. Daher erhalten die Zellen eher über einen längeren Zeitraum geringe Mengen der enthaltenen Aminosäuren – eine Art zeitverzögerte Dosierung. Casein enthält unter anderem die Aminosäuren Tyrosin, Tryptophan, Lysin und Methionin. Es hilft auch bei der Fettverbrennung, mindert den Hunger am Morgen und unterstützt bei Menschen, die regelmäßig Sport treiben, das Herzkreislaufsystem. Probieren Sie als Ergänzung zu Ihrem Fitnessprogramm doch mal das Rezept für Kartoffeln mit Kräuterquark auf Seite 246.

Eine speziell für den Muskelaufbau wichtige Aminosäure soll hier noch erwähnt werden: Leucin. In der Therapie der Sarkopenie scheint es ein vielversprechender Ansatz zu sein. Noch fehlen zwar Humanstudien. Wir haben es dennoch in den Rezepten berücksichtigt: Das Huhn mit Pfirsichen und das Fisch-Curry auf den Seiten 247 und 248 sind hierfür bestens geeignet.

Und wie ist es mit dem Fleisch? Nun, in Maßen ist alles erlaubt, und wo es schlechte Nachrichten gibt, da gibt es gleichzeitig auch gute. Fleisch und Fisch enthalten Kreatin, auch eine Verbindung aus Aminosäuren. Etwa ein Gramm davon steckt in 200 Gramm Fleisch oder Fisch. Der Körper speichert es vor allem in der Skelettmuskulatur. Umgewandelt in Kreatinphosphat hilft es dort, in kurzer Zeit viel Energie bereitzustellen. Bislang wurde Kreatin vor allem unter Bodybuildern als Nahrungsergänzungsmittel für den Muskelaufbau gehandelt. Da Leber und Nieren es selbst bilden, muss es eigentlich nicht zugeführt werden. Für die Allgemeinbevölkerung galt eine zusätzliche Aufnahme deswegen weder als nötig noch sinnvoll.

Nun ist Kreatin schon lange im Einsatz, wird seit über 20 Jahren erforscht. Damit zählt es zu den am häufigsten untersuchten leistungssteigernden Substanzen überhaupt. Aktuelle Studien deuten darauf hin, dass es als Nahrungsergänzungsmittel mehr kann, als Muskelmasse steigern: Es scheint die Zellen zu schützen und die Gehirnfunktion zu unterstützen. Schlafmangel kann zu einem Kreatinmangel führen. Daher empfiehlt es sich nicht nur für Sportler, sondern auch für schlechtere und Zu-kurz-Schläfer. Fisch ist hier dem Fleisch als Kreatinquelle vorzuziehen: Er wirkt sich weniger negativ auf die Schlafqualität aus. Fazit – Fisch statt Fleisch oder für alle Fleischliebhaber: Gern auch mal Fleisch, aber bitte in Maßen. Die internationalen Empfehlungen schwanken zwischen 300 und 900 Gramm pro Woche. In Deutschland werden ja maximal 600 Gramm empfohlen. Veganer und Vegetarier können sich Kreatin-Monohydrat als Pulver oder Kapseln in der Apotheke holen. Das Nahrungsergänzungsmittel gibt es in rein pflanzlicher Form.

FETTE

Fett ist köstlich. Sei es in der Pfanne röstender Speck oder die Pudding-Creme im Bienenstich: Wir haben zwar kein Vokabular, um den Geschmack zu beschreiben, können ihm aber nur schwer widerstehen. Damit sind wir nicht alleine. In einer Studie heißt es: »Die meisten Säugetiere, einschließlich des Menschen, mögen Lebensmittel, die reich an Öl und Fetten sind, sehr gerne.« Offenbar können wir den Fettgehalt eines Nahrungsmittels sogar allein am Geruch bestimmen. Evolutionär betrachtet macht dies Sinn. Fett ist außerordentlich gut darin, Energie zu liefern. Mit neun Kalorien pro Gramm enthält es mehr als doppelt so viel Energie wie Kohlenhydrate oder Proteine. Mehr noch: Überschüssiges Fett lässt sich hervorragend im Körper speichern. Lange bevor es Supermärkte und Kühlschränke gab, machten diese Eigenschaften Fett zu einer Art Lebensversicherung.

Aus demselben Grund hat Fett aber auch einen furchtbar schlechten Ruf. Bis vor Kurzem wurden Fette – manchmal spricht man auch von Lipiden – vor allem mit Gewichtszunahme und Herzerkrankungen in Verbindung gebracht. Neuere wissenschaftliche Erkenntnisse deuten jedoch darauf hin, dass wir besser unterscheiden müssen. Denn der Körper braucht gesundes Fett: Es steckt in den Membranen, die alle Zellen umgeben und deren Funktionen regulieren. Fette dienen als Bausteine für Hormone, die wichtige Körperfunktionen steuern. Der Körper braucht Fett, um die fettlöslichen Vitamine A, D, E und K zu transportieren und zu verwerten. Als Isolationsschicht polstert es zudem die Organe, damit sie vor Stößen geschützt sind, und es hält uns warm. Nun legen Studien nahe, dass gesundes Fett auch das Potenzial hat, Herzkrankheiten vorzubeugen. Bestes Beispiel ist die bereits genannte Mittelmeerdiät. Im Vergleich zu anderen gesunden Ernährungsweisen ist sie relativ reich an Fetten, zum Beispiel aus Olivenöl und Fisch. Fette machen hier zwischen 30 und 40 Prozent des Tagesbedarfs an Kalorien aus. Laut der Deutschen Gesellschaft für Ernährung (DGE) sollten es maximal 30 Prozent sein. Menschen, die sich mediterran ernähren, haben Studien zufolge einen niedrigeren Blutdruck und Cholesterinspiegel als Menschen, die sich fettarm ernähren. Sie entwickeln zudem seltener Herz-Kreislauf-Erkrankungen.

Nahrungsfette werden überwiegend im Dünndarm absorbiert und nur ein kleiner Prozentsatz der Fettsäuren erreicht den Dickdarm und reagiert dort mit dem Mikrobiom.

GUTE FETTE, WENIGER GUTE FETTE

Sicher haben Sie schon einmal von Fettsäuren gehört: Es gibt sie gesättigt und ungesättigt oder als Kombination aus griechischem Buchstaben und Zahl (zum Beispiel Omega-3). Manche kommen wichtig daher, als essenzielle Fettsäuren. Ihnen allen ist das chemische Grundgerüst gemeinsam: Fettsäuren sind Ketten aus Kohlenwasserstoffverbindungen – ein zentraler Bestandteil von Fetten und zugleich ein wichtiges Qualitätsmerkmal. Verschiedene Faktoren bedingen ihre Qualität. So können Fettsäuren etwa in ihrer Kettenlänge variieren. Von kurz- bis langkettig ist alles dabei. Auch der Sättigungsgrad spielt eine Rolle, denn es gibt sowohl gesättigte als auch ungesättigte Fettsäuren. Den Unterschied machen hier die Verknüpfungen zwischen den Kohlenstoffatomen in der Kette: Hält nur jeweils eine Bindung sie zusammen, handelt es sich um eine gesättigte Fettsäure. Ungesättigte Fettsäuren erkennt man hingegen an ihren Doppelbindungen. Haben sie davon zwei oder mehr, zählen sie zu den mehrfach ungesättigten Fettsäuren.

Nun wird es besonders spannend (zumindest für jene, die Chemie in der Schule mochten): Bei den ungesättigten Fettsäuren bestimmt die Position der Doppelbindung, welcher Gruppe sie zugeordnet werden, also Omega-3, Omega-6 oder Omega-9. Schließlich bleibt die Frage, ob der Körper sie selbst herstellen kann oder nicht. Manche Fettsäuren werden daher entsprechend als essenziell, andere als nicht-essenziell klassifiziert.

Gesättigte Fettsäuren sind für uns nicht essenziell: Der Körper kann sie aus anderen Nährstoffen wie Glukose oder Eiweiß selbst herstellen. Eine gute Einrichtung, denn wir brauchen sie zum Beispiel als Botenstoffe für das Nervensystem. Zu viel von ihnen, zum Beispiel durch den Konsum von Schmalz, ist aber auch nicht gut, denn das kann das Mikrobiom stören und zu kognitiven und psychischen Beeinträchtigungen führen, im Gegensatz zu den ungesättigten Fettsäuren, die man durch Fischöl zu sich nehmen kann, wobei der zubereitete Fisch besser ist als Fischölkapseln. Auf den Teller kommen gesättigte Fettsäuren vor allem in Form tierischer Nahrungsmittel wie Fleisch oder Milchprodukten. Beim Kochen lassen sie sich an ihrer Konsistenz erkennen: Fette mit einem hohen Anteil an gesättigten Fettsäuren sind bei Raumtemperatur fest. Butter zum Beispiel. Fette, die bei Raumtemperatur flüssig sind, so wie Oliven- oder Rapsöl, haben dagegen einen hohen Anteil an ungesättigten Fettsäuren. Gesättigte Fettsäuren sind für uns nicht generell ungesund. Sie sollten nur nicht so häufig konsumiert werden. Eine leicht zu merkende Faustregel für die häusliche Küche lautet: Je flüssiger das Fett bei

Zimmertemperatur, desto gesünder. Der Salat mit gutem Öl ist somit gesünder als der Fisch.

Ungesättigte Fettsäuren kann der Körper nur teilweise aus anderen Inhaltsstoffen synthetisieren. Einige sind daher essenziell. Dazu zählen die Omega-3-Fettsäuren. Sie wirken anti-entzündlich, sorgen dafür, dass sich weniger gefährliche Blutgerinnsel bilden, und fördern die Herzgesundheit. Vor allem für eine gesunde Veränderbarkeit des Herz-Rhythmus, in der Medizin Variabilität des Herzschlags genannt, sind Omega-3-Fettsäuren wichtig. Raps-, Lein-, Hanf- oder Walnussöl sind gute Lieferanten. Ebenso fetter Fisch wie Makrele, Lachs oder Aal. Die Omega-3-Kapsel lässt sich also durchaus durch klug ausgewählte Nahrungsmittel ersetzen. Fetter Fisch enthält darüber hinaus Omega-6-Fettsäuren sowie Vitamin D. Diese beeinflussen die Produktion von Serotonin, was sich positiv auf die Schlaf-Wach-Regulation auswirken kann.

Essenziell sind auch die Omega-9-Fettsäuren. Ihre wichtigste Vertreterin ist die Ölsäure. Olivenöl enthält diese einfach ungesättigte Fettsäure zu 75 Prozent. Sie unterstützt die Wundheilung und hemmt entzündliche Prozesse im Körper. Eine Studie beobachtete etwa 92 000 Personen über 28 Jahre. Diejenigen, die mehr als sieben Gramm Olivenöl pro Tag verzehrten, hatten ein um knapp 30 Prozent niedrigeres Risiko, mit einer Demenz bzw. an deren Folgen zu versterben. Das ist beachtlich. Einen köstlichen Olivenöl-Kuchen finden Sie auf Seite 249.

Bleiben noch die Omega-6-Fettsäuren. Ihr Ruf ist umstritten. Sie gelten als Gegenspieler der Omega-3-Fettsäuren, da manche von ihnen Entzündungen zu fördern scheinen. Wie so oft, kommt es auch hier wohl auf die Menge an. Idealerweise sind die Fettsäuren miteinander in Balance. Unsere westliche Ernährung enthält in der Regel jedoch wesentlich mehr Omega-6- als Omega-3-Fettsäuren. Das ist zum Teil der Lebensmittelindustrie geschuldet, die Fertigprodukte mit Omega-6-reichen Ölen aus Sonnenblumenkernen, Soja oder Mais produziert – Chips zum Beispiel. Aber auch dem Konsum von tierischen Fetten, beispielsweise Schweinefett. Omega-6-Fettsäuren sind jedoch nicht »böse«. Sie senken unter anderem das schädliche LDL-Cholesterin, während sie das schützende HDL erhöhen. Bei diesen Fettsäuren geht es also eher darum, die richtige Balance zu finden: Anstatt zu versuchen, die Omega-6-Fettsäuren aus der Ernährung zu streichen, sollte man den Speiseplan lieber mit Omega-3-Fettsäuren anreichern. Als optimales Verhältnis gilt derzeit 1:5.

Fertiggerichte haben noch einen Nachteil. Werden ungesättigte Fettsäuren stark oder mehrfach erhitzt, etwa beim Backen oder Frittieren, entstehen sogenannte Transfette. In Margarine kommen diese ebenfalls vor. Transfette erhöhen den Cholesterinspiegel, was eine ganze Reihe Erkrankungen nach sich ziehen kann.

Wie wirken sich die Fettsäuren nun auf den Schlaf aus? Gesättigte Fettsäuren stören ihn. Sind sie reichlich im Abendessen enthalten und fehlen dazu noch Ballaststoffe, mindert das den Tiefschlaf und die Schlafqualität. Zusätzlich erhöht sich die Anzahl der nächtlichen kurzen Wachphasen, der Arousals. Ungesättigte Fettsäuren sind dem Schlaf eher zuträglich, mit Ausnahme der eben genannten Transfette.

Allgemein schadet zu viel Fett dem 24-Stunden-Kortisol-Rhythmus und der vom Kortisol gesteuerten morgendlichen Weckreaktion. Zudem verursacht es kognitive Defizite, vor allem, wenn ein Mangel an zusätzlicher pflanzlicher Ernährung dazukommt. Ist man ein schlechter Schläfer, potenziert sich die Gefahr für das Gehirn. Denn dann leiden Strukturen im Hippocampus, seiner zentralen Schaltzentrale.

Da nachgewiesen ist, dass Fett den Schlaf negativ beeinflussen kann, sollten wir es meiden? Nein. Wir brauchen es, genauso wie Kohlenhydrate und Proteine. In Maßen gehört es zu einer ausgewogenen Ernährung dazu. Erst recht, wenn ein Mensch normal- oder untergewichtig ist und zudem nicht mehr gut schläft.

BALLASTSTOFFE

Sie sind die widerstandsfähigen Helden unserer Ernährung: Ballaststoffe, die unverdaulichen Substanzen in pflanzlichen Lebensmitteln. Sie stecken in Obst, Gemüse – hier gilt: je höher der Wasser-, desto niedriger der Ballaststoffanteil – Hülsenfrüchten und natürlich in Vollkornprodukten. Unverdaulich heißt, dass sie im Dünndarm nicht zersetzt werden. Sie gelangen unverändert in den Dickdarm. Manche bilden dabei eine gelartige Substanz, welche die Bewegung der Nahrung durch den Verdauungstrakt bremst. Dies kann Blutzuckerspitzen reduzieren und den Cholesterinspiegel senken. Andere Ballaststoffe füttern unsere Darmmikroben. Zu wenig Ballaststoffe und Antioxidantien sind zudem schlecht fürs Gehirn, fördern demenzielle Erkrankungen.

Welchen Unterschied Ballaststoffe in einem Nahrungsmittel machen, lässt sich gut an Mandeln erklären. Mandeln haben einen relativ hohen Fettgehalt und eine äußerst widerstandsfähige Zellstruktur. Ihre Zellwände bleiben beim Kauen weitgehend intakt. Deswegen nehmen wir nur einen Teil der Kalorien auf, die in ihnen stecken. Bis zu 40 Prozent der Energie, so Schätzungen, werden einfach wieder ausgeschieden. Das Zellmaterial hingegen nährt unser Mikrobiom im Dickdarm, was unserer Gesundheit zuträglich ist. Essen wir dieselbe Menge Mandeln gemahlen, sind ihre widerstandsfähigen Bestandteile aufgebrochen. Dadurch ist das Fett besser für uns verfügbar: Wir nehmen deutlich mehr davon auf. Was den Schlaf betrifft, erhöhen 60 Gramm Mandeln pro Tag über 20 Wochen konsumiert die nächtliche Wachzeit und helfen auch, tagsüber wacher zu sein.

Generell stillen gesunde Fette und Proteine den Hunger besser als faserreiche und ballaststoffreiche Nahrung. Diese sättigt wiederum nachhaltiger als weniger verarbeitete Nahrung. Am schlechtesten in der Lage, Heißhunger zu bekämpfen, sind raffinierte Körner, einfache Stärken und stark verarbeitete Lebensmittel. Knurrt abends der Magen, empfiehlt sich deshalb eher eine ballaststoffreiche Mahlzeit. Sie ist nicht nur gut darin, zu sättigen, sondern kann auch den Hunger besänftigen und trägt wesentlich zur Gesundheit bei – auch weil Ballaststoffe vor dem Zunehmen schützen.

Das gilt auch für die sogenannte resistente Stärke. Stärke gehört eigentlich zu den Mehrfachzuckern. Für Pflanzen ist sie das, was für Tiere – und damit auch für Mensschen – das Glykogen ist: ein Medium, um Energie zu speichern. Verglichen mit Einfachzuckern nimmt unser Körper die in der Stärke aneinandergereihten Glukose-Bausteine langsamer auf. Er muss sie erst zerlegen. Deshalb treiben sie den Blutzucker nicht so schnell nach oben. Außerdem machen sie länger satt. Zu viel davon wird im Körper dennoch als Fett eingelagert. Anders die resistente Stärke. Sie kommt ebenfalls in Pflanzen vor – in Nüssen, Samen, Bohnen, Hülsenfrüchten, Vollkorn, unreifen Bananen und Kochbananen steckt sie reichlich – ihre Struktur und physikalisch-chemischen Eigenschaften machen sie jedoch unverdaulich. Wir zählen sie deswegen zu den Ballaststoffen.

Bei manchen stärkehaltigen Lebensmitteln lässt sich der Anteil resistenter Stärke mit einem Trick erhöhen: Man erhitzt sie und lässt sie danach wieder abkühlen. Aufgewärmte Nudeln vom Vortag haben damit eine bessere Ballaststoff-Bilanz als frisch gekochte. Chinesische und deutsche Forscher haben übergewichtigen Personen über 20 Wochen täglich 40 Gramm resistente Stärke in Form eines Nahrungsergänzungsmittels verabreicht. Das entspricht in etwa der Menge, die in einem Kilo Kartoffeln steckt. Die Studienteilnehmer verloren dadurch im Durchschnitt 2,8 Kilogramm Gewicht. Als Grund nannten die Forscher Veränderungen im Mikrobiom und dass die Teilnehmer durch die Maßnahme weniger Fett aufgenommen hätten. 40 Gramm resistenter Stärke täglich wären auf Dauer vermutlich zu viel für den Darm. Als kleiner Teil eines Ballaststoff-Mixes ist sie jedoch zu empfehlen: Insgesamt sollten Erwachsene täglich mindestens 30 Gramm an Ballaststoffen zu sich zu nehmen.

HOCHVERARBEITETE LEBENSMITTEL

Über die Jahrtausende haben sich Menschen einiges einfallen lassen, um Lebensmittel geschmacklich attraktiver zu machen. Als Nebeneffekt wurden diese dadurch oft leichter verwertbar. Der Körper kam schneller an die Kalorien. Mit der Erfindung von Konserven und der Pasteurisierung im 19. Jahrhundert begann die Produktion von Lebensmitteln im industriellen Maßstab. Sie wurden billiger und leichter zu transportieren. Es war der Beginn der Adipositas-Epidemie, mit der heutige Gesellschaften kämpfen.

Es kommt also nicht ganz von ungefähr, dass sich Experten gegen die sogenannten ultra-processed foods (UPF) aussprechen, übersetzt etwa: hochverarbeitete Lebensmittel. Nun werden jedoch zunehmend auch die Verarbeitungsprozesse und Inhaltsstoffe diskutiert. Sie stehen im Verdacht, sich negativ auf die Gesundheit auszuwirken. Eine 2023 veröffentlichte Studie, für die mehr als 100 000 Personen in England und den USA über viele Jahre beobachtet wurden, konnte zeigen, dass eine Ernährung mit vornehmlich hochverarbeiteten Lebensmitteln die Herzkreislauf-Sterblichkeit um 17 und die allgemeine Sterbensrate um 16 Prozent erhöhte. Im selben Jahr kam die europäische EPIC-Studie heraus. Sie erfasste das Ernährungsverhalten von über 450 000 Erwachsenen. Regelmäßiger Konsum von hochverarbeiteten Lebensmitteln erhöht demnach das Krebsrisiko. Die Gewichtszunahme hatte daran nur einen kleinen Anteil. Entscheidend waren Entzündungsprozesse, ein verändertes Mikrobiom und epigenetische Effekte. Mit Epigenetik ist in diesem Zusammenhang gemeint, dass eine bestimmte Ernährung die Aktivität unserer Gene beeinflussen kann – und damit die Wahrscheinlichkeit, ob und wie stark bestimmte Erkrankungen ausbrechen.

Ein Verdachtsfall sind die Inhaltsstoffe: Hochverarbeitete Lebensmittel enthalten Zutaten, die in der Regel nicht in einem privaten Küchenschrank zu finden sind. Dazu gehören gehärtete Öle, Maissirup mit hohem Fruchtzuckergehalt, Aroma- und künstliche Farbstoffe, Süßungsmittel, Fett, Salz und Emulgatoren. Eine Ernährungsstudie unter Krankenschwestern, die zwischen 2003 und 2017 durchgeführt wurde, wertete aus, wie häufig sie diese bestimmten Nahrungsmittel verwendeten. Beteiligt waren über 31 000 Frauen im Alter von 42 bis 62 Jahren. Die Teilnehmerinnen gaben alle vier Jahre per Fragebogen unter anderem über ihre Ernährung Auskunft. Keine von ihnen war zum Studienstart an einer Depression erkrankt. Im Lauf der Jahre zeigte sich jedoch, dass jene Teilnehmerinnen, die viele hochverarbeitete Produkte aßen, ein deutlich höheres Depressionsrisiko hatten: Konsumierten sie neun oder mehr Portionen am Tag, war das Risiko fast 50 Prozent höher als bei den Frauen, die am wenigsten hochverarbeitete Produkte zu sich nahmen.

Knapp 7 000 Teilnehmerinnen bekamen im Verlauf der Beobachtungsstudie eine Depression. Betroffen waren vor allem jene Frauen, die viel zu künstlich gesüßten Getränken und künstlichen Süßstoffen gegriffen hatten. Diejenigen Teilnehmerinnen, die statistisch mindestens drei Portionen pro Tag weniger mehrfach verarbeitete Nahrung zu sich nahmen als andere Teilnehmerinnen, hatten ein geringeres Depressionsrisiko. Die Studie war beobachtend. Das heißt, sie konnte nicht beweisen, dass hochverarbeitete Lebensmittel Depressionen verursachen. Einige experimentelle Studien legen jedoch nahe, dass künstliche Süßstoffe die Übertragung bestimmter Signalmoleküle im Gehirn beeinflussen können, die unsere Stimmung regulieren. Wer sich von Chips, Tiefkühllasagne, Dosensuppen und Donuts ernährt, riskiert also nicht nur seinen Schlaf, sondern womöglich auch die psychische Gesundheit. Auch auf die Mortalität hat die Anzahl der Aufnahmen von mehrfach verarbeiteter Nahrung einen Einfluss. Bisher lässt die Wissenschaft den Schluss zu, dass man sich nicht mehr, eher weniger als drei derartige Nahrungsaufnahmemomente am Tag leisten sollte.

Doch es gibt auch Ausnahmen bei den mehrfach verarbeiteten und verpackten Lebensmitteln. Salzarme Suppen, gekühlte Bohnen und Pfirsichkonserven scheinen nicht bzw. weniger schädlich zu sein. Das las ich gern, denn früher mochte ich die eingelegten Pfirsiche.

AUF EINEN BLICK:

- Experten zufolge brauchen normalgewichtige Männer im Alter von 25 bis 50 Jahren zwischen 2 300 bis 3 000 Kalorien täglich, Frauen nur 1 800 bis 2 400 Kalorien. Im Durchschnitt nehmen die Deutschen aber deutlich mehr zu sich.
- Eine gesunde Ernährungsform ist die sogenannte mediterrane Küche. Sie schützt aktiv vor Herz-Kreislauf-Erkrankungen, Arteriosklerose und Diabetes. Das Olivenöl ist dabei ein wichtiger Faktor.
- Ein süßer Snack ist einschlaffördernd: Nüsse und Datteln zum Beispiel.
- Der Körper braucht täglich pro Kilogramm Körpergewicht fünf bis 12 Gramm Kohlenhydrate, abends aber nur in Maßen. Gesunde Kohlenhydrate sind reich an Ballaststoffen und enthalten Antioxidantien. Sowohl Fleisch aber auch Fisch enthalten Kreatin, einen wichtigen Baustein für die Energieversorgung von Muskulatur und Gehirn. Wer keine tierischen Proteine isst, muss sich aber keine Sorgen machen: Der Körper stellt dieses von selbst her.
- Erwachsene benötigen 0,8 bis 1,5 Gramm Eiweiß pro Kilogramm Körpergewicht, im Alter mehr als in jungen Jahren. Pflanzliches Eiweiß ist der Gesundheit zuträglicher. Insbesondere in der zweiten Nachthälfte fördert Eiweiß die Qualität des Schlafs. Schlechte Schläfer profitieren von Protein mit Tryptophan und von Kohlenhydraten.
- Fett ist ein wichtiger Bestandteil der Ernährung. In Maßen, das versteht sich. Normal- und Untergewichtige und schlechte Schläfer benötigen es für die Nachtruhe. Achten Sie auf Fette mit gesunden Fettsäuren.
- Ballaststoffe schützen vor Hunger, Entzündungen und Alzheimer und sollten als Bestandteile der Ernährung deshalb nicht fehlen.

Kapitel 9

WIE VIEL UND WIE OFT SOLLTEN WIR ESSEN?

Zwei, drei oder mehr – dazu, wie sich die Zahl der Mahlzeiten auf die Gesundheit auswirkt, wurde schon viel geforscht und ich bin zum Teil schon darauf eingegangen. Bisher gibt es keine eindeutigen Ergebnisse. Epidemiologische Studien, die große Gruppen von Menschen beobachten, legen nahe, dass häufigere Mahlzeiten mit einem geringeren Krankheitsrisiko einhergehen. Experimentelle Studien, also Untersuchungen, die durch gezielte Experimente eine Hypothese testen, brachten widersprüchliche Ergebnisse.

Falls Sie selbst mal einen Test durchführen wollen: Kneifen Sie sich und Ihre Liebsten! Und zwar in die Bauchhaut. Die Breite der Hautfalte sollte umgekehrt proportional zur Anzahl der üblicherweise gegessenen Mahlzeiten sein. Also schmaler, wenn jemand am Tag fünfmal isst und voluminöser bei drei oder weniger Mahlzeiten. Das liegt daran, dass Menschen in der Summe weniger zu sich nehmen, wenn sie ihre Tagesration in mehrere Portionen aufteilen. Vermutlich, weil es Heißhunger vorbeugt. Ein entscheidender Faktor ist dabei natürlich die Qualität der Nahrung. Wer zweimal Obst snackt, passt besser in dieses Schema als jemand, der als Zwischenmahlzeiten Wurstbrote isst.

INTERVALLFASTEN

Für einen Mann Mitte 70 ist der US-Musiker Bruce Springsteen beneidenswert fit. Wer schon mal eines seiner Konzerte besucht hat – ich konnte mich selbst davon überzeugen – weiß: Springsteen rockt regelmäßig drei Stunden oder länger. Gefragt, woher er die Energie nähme, antwortete er: »Ich esse morgens etwas Obst und dann esse ich zu Abend. Das hat mich schlank und agil gehalten.«

Mit zwei Mahlzeiten am Tag gehört der Boss, wie ihn seine Fans auch nennen, zu den genügsamen Essern. Man könnte auch sagen: Er gehört zu den Intervallfastenden, wenngleich die Intervalle von Bruce Springsteen nicht ganz zur heute gängigen Definition passen. Die Gruppe der Intervallfastenden scheint in den vergangenen Jahren gewachsen zu sein. Zumindest legt die Zahl der dazu in den Medien veröffentlichten Artikel dies nahe. Laut einer Studie von 2019 hat knapp ein Fünftel der Deutschen damit bereits Erfahrung. Unter dem Begriff Intervallfasten – in wissenschaftlichen Publikationen auch als intermittierendes Fasten bezeichnet – sind verschiedene Fastenarten zusammengefasst. Drei sind besonders verbreitet: Beim zeitlich begrenzten Fasten wird die Nahrungsaufnahme auf einen bestimmten Zeitraum innerhalb des Tages beschränkt. Frühstück oder Abendessen fallen aus. So verkürzt man die Zeit, in der gegessen wird, auf acht Stunden und fastet die verbleibenden 16 Stunden, kurz 16:8. Das passt zu dem Acht-bis-zehn-Stunden-Essensintervall, von dem schon die Rede war. Alternativen sind 18:6 oder 20:4. Kalorien werden hierbei nicht gezählt. Je kürzer das Zeitintervall, das Menschen mit Essen zubringen, desto länger ist in der Regel die nächtliche Schlafzeit.

Die 5:2-Regelung bedeutet, dass an fünf Tagen in der Woche regulär gegessen wird. An den verbleibenden zwei Tagen fastet man. Das heißt, dass die Kalorien begrenzt werden. Manche Menschen reduzieren auf null. Üblicher sind aber etwa 700 Kilokalorien pro Fastentag. Beim sogenannten alternierenden Fasten geht es tageweise hin und her: Einen Tag isst man wie immer, am nächsten Tag möglichst wenig, zum Beispiel 25 Prozent der sonst üblichen Energiemenge.

Fasten ist sehr gut erforscht. In Experimenten mit Hefen, Fruchtfliegen, Fadenwürmern, Fischen oder Hamstern konnte bereits nachgewiesen werden, dass eine reduzierte Ernährung, entweder durch Kalorienrestriktion oder Fastenperioden, sich positiv auf die Gesundheit auswirkt. Bereits in den 30er Jahren stellte ein US-Wissenschaftler fest, dass sich die Lebensspanne von Ratten um bis zu 40 Prozent ausdehnen lässt, wenn man sie mit allen Nährstoffen versorgt, ihre Nahrungsmenge und Aufnahmezeit dabei aber deutlich beschränkt. Ein aktuelles Tierexperiment hat das Intervallfasten an Fliegen erprobt. Die Insekten fasteten 20 Stunden. In den darauffolgenden 28 Stunden hatten sie Zugang zu Nahrung. Dies verlängerte ihre Lebenserwartung. Grund dafür kann ein Bestandteil der Galle sein, die sogenannte Lithocholsäure, die von Darmbakterien produziert wird und bei der Fettverdauung hilft. Der ansteigende Säurespiegel bei Kalorienbeschränkung aktiviert auch einen zellulären Energiesensor namens AMPK, den Wissenschaftler auch mit den gesundheitlichen Vorteilen von weniger Essen in Verbindung gebracht haben. Es gibt aber noch keine Beweise dafür, dass die Einnahme von Lithocholsäure bei Menschen die gleiche Wirkung hätte wie bei Tieren, und in hohen Dosen können solche Zugaben auch giftig sein.

Menschen dauerhaft für eine Studie zum Fasten zu verpflichten ist jedoch schwierig. Meist sind die Gruppen der Versuchspersonen klein und die Untersuchung auf einen eher kurzen Zeitraum beschränkt. In einer 2022 veröffentlichten US-Studie erhielten 18 übergewichtige Männer und 72 Frauen im Alter von 25 bis 75 Jahren in der Weight Loss Medicine Clinic der Universität Alabama die Gelegenheit, unter Beobachtung zu fasten. Ziel war es, ihr Gewicht zu senken. Die Hälfte von ihnen hatte ein Essensfenster von acht Stunden (7 bis 15 Uhr), die andere Hälfte von mehr als zwölf Stunden (7 bis 19 Uhr). Die Gruppe, die nur bis 15 Uhr essen durfte, nahm weniger Kalorien zu sich und auch mehr ab. Der Fettanteil am Körpergewicht änderte sich jedoch nicht.

Ein ähnliches Ergebnis zeigte eine Studie in La Jolla, Kalifornien. Im Schnitt aßen die übergewichtigen Teilnehmer das erste Mal um neun Uhr. Ihre letzte Mahlzeit fand um 20:30 Uhr statt. Das entspricht einem Ernährungsfenster von 11,5 Stunden. Bei etwa der Hälfte der Teilnehmer war dieses Intervall noch länger. Sie aßen innerhalb von 14,5 Stunden. Nachdem das Zeitfenster für alle Probanden für vier Monate auf zehn bis elf Stunden verkürzt wurde, verlor die Gesamtgruppe zwar im Durchschnitt an Gewicht. Der Effekt war aber wohl geringer ausgeprägt bei denjenigen, die die Essenszeit zum Beispiel von 11,5 auf nur 11 Stunden kürzten.

Bei allen positiven Nachrichten: Es gibt auch negative. Wie 2024 in der Zeitschrift *Cell* publiziert, kann intermittierendes Fasten eine Stressreaktion auslösen, die das Haarwachstum verlangsamen kann. Rasierten Mäusen, die intermittierendem Fasten unterzogen wurden, wuchsen innerhalb von drei Monaten weniger Haare nach als solchen, die eine ähnliche Anzahl von Kalorien ohne zeitliche Begrenzung zu sich nahmen. Das kann auf das Absterben von Haarfollikel-Stammzellen zurückzuführen sein. Das Experiment scheint einen ähnlichen Effekt auf Menschen zu haben. Das Haarwachstum bei etwa zwei Dutzend Menschen war 18 Prozent langsamer als in einer Kontrollgruppe.

Statt sich zeitlich zu beschränken, kann man auch die Kalorienmenge herunterfahren. Eine Gruppe Jugendlicher im Alter von 13 bis 17 Jahren nahm an einer entsprechenden Untersuchung teil. Einige aßen dreimal pro Woche nur 600 bis 700 Kilokalorien. Andere reduzierten täglich, abhängig von ihrem Alter: Die 13- bis 14-Jährigen bekamen maximal 1 670 Kcal, die 15- bis 17-Jährigen maximal 1 900 Kcal. Das Fasten an drei Tagen in der Woche erwies sich dabei als genauso effektiv wie die tägliche Diät.

Aus schlafmedizinischer Sicht ist es natürlich interessant, wie sich Fasten auf den Schlaf auswirkt. Dazu gibt es einige Untersuchungen. Das Intervallfasten mit begrenztem Zeitfenster hat einen positiven Effekt, sofern die Essensphase früher am Tag endet. Isst man beispielsweise nur zwischen 6 und 15 Uhr, dann schläft man besser, als wenn man zwischen 11 und 20 Uhr isst. Ein Votum für das frühe Abendessen.

LOW-CARB- UND ANDERE DIÄTEN

Weniger ist mehr: Das gilt zumindest beim Abnehmen. Geht es um den Anteil der Makronährstoffe Fett, Kohlenhydrat und Protein, sind sich die Experten jedoch uneins. Jeder hat seine Befürworter. So haben sich sehr unterschiedliche Ernährungsformen etabliert: möglichst proteinreich, stark fettreduziert oder mit wenig Kohlenhydraten. Generell gilt: Eine gesunde Ernährung sollte sich zu 15 Prozent aus Eiweiß, 30 Prozent aus Fett und 55 Prozent aus Kohlenhydraten zusammensetzen.

Bei der sogenannten Low-Carb-Diät bezieht sich das Weniger auf die Kohlenhydrate. Sie reduzieren sich, abhängig vom jeweiligen Ratgeber, auf 10 bis 30 Prozent. Atkins oder Paleo sind zum Beispiel Low-Carb-Diäten. Sie zielen darauf ab, dass der Körper mangels Kohlenhydrate die Fettreserven abbaut. Ein möglicher Nachteil: Es werden zu wenig Ballaststoffe aufgenommen, was sich negativ auf die Blutzuckerregulierung und das Darmmikrobiom auswirken kann.

Die Low-Fat-Ernährung streicht hingegen bei den Fetten. Sie machen hier nur zwischen 10 und 30 Prozent der täglichen Kalorienzufuhr aus. Wie gut eine Diät anschlägt, kann individuell sehr unterschiedlich sein. Grundsätzlich gilt: Bei Low-Fat als auch Low-Carb ist es möglich, abzunehmen. Auch können sich beide Diäten positiv auf die Gesundheit auswirken. So senkt eine Low-Fat-Diät beispielsweise bei Patienten mit Multipler Sklerose das Gefühl, erschöpft zu sein. Vorrausetzung dafür, dass eine Diät der Gesundheit zuträglich ist, sind die Lebensmittel. Was auf den Teller kommt, sollte abwechslungsreich und ausgewogen sein: Vollkorn statt Weißmehl, eher pflanzliche Proteine als tierische und essenzielle Fettsäuren. Denn das haben Untersuchungen gezeigt: Eine Low-Carb- oder Low-Fat-Diät mit zu wenig und außerdem qualitativ schlechten Kohlenhydraten und Fetten erhöht die Sterblichkeit.

KALORIENREDUZIERT SCHLAFEN

Kohlenhydrate, Eiweiß und Fett sind die Begleiter eines guten Schlafs. Erstaunlicherweise schlafen Menschen, die sich Low-Carb ernähren, dennoch nicht schlecht. Im Gegenteil: Reduziert man die Kohlenhydrate, verbessert das die Schlafeffizienz – die Zeit, die man schlaflos im Bett liegt, sinkt. Ein extremer Verzicht auf Kohlenhydrate erhöht zudem den Tiefschlaf. Das hört sich doch erst einmal ganz gut an. Doch es gibt ein Aber: Sinkt der Kohlenhydratanteil unter 50 Prozent, kommt es vermehrt zu nächtlichem Aufwachen. Dazu nimmt der Anteil des Traumschlafs ab, obwohl die Anzahl der Traumphasen zunehmen kann. Und der schläfrig machende Effekt der Kohlenhydrate fällt bei Verzicht weg, was das Einschlafen erschwert. Für die sensibel und schlecht Schlafenden kann dies zum Problem werden. Schlechte Schläfer, die ein chronisches Traumschlafdefizit haben, sollten demnach nicht auch noch eine Low-Carb-Diät machen. Selbiges gilt für Ältere, denn je älter wir werden, desto wichtiger wird der Traumschlaf, um das Gehirn zu schützen. Wer ausreichend Zeit träumend verbringt, sonst keine Schlafprobleme hat und abnehmen möchte, kann die Kohlenhydrate jedoch reduzieren.

Eine Variante von Low-Carb ist die Low-Carb-High-Fat-Ernährung. Sie heißt Fett willkommen, ist reich an Proteinen, dafür kohlenhydratarm. Manche Menschen kommen mit dieser Diät sehr gut klar, weil das viele Fett sättigend wirkt. Bei der Low-Carb-High-Fat-Diät kommt es zu einer vermehrten Cholecystokinin-Ausschüttung im Dünndarm. Dieses für den Stoffwechsel und das Gehirn wichtige Darmhormon kann sowohl den Tief- als auch den Traumschlaf fördern. Das hört sich schlaftechnisch zwar nicht schlecht an, ist aber wegen des hohen Fettanteils ungesund und von daher nicht wirklich zu empfehlen, schon gar nicht für übergewichtige Personen.

Zu viel Protein – also mehr als 19 Prozent des täglichen Kalorienbedarfs – stören beim Durchschlafen. Der Gesamtwachanteil in der Nacht nimmt bei einer Protein-Diät jedoch ab. Zumindest bei Männern. Bei Frauen hilft zusätzliches Eiweiß eher dabei, kurze nächtliche Wachphasen zu reduzieren. Daher sprechen sie gut auf die bereits erwähnte mediterrane Küche an: Diese unterstützt den Schlaf mit viel Protein. Er wird ruhiger.

Die Low-Fat-Diät wirkt sich anders auf den Schlaf aus. Fettarm zu essen reduziert den Nicht-Traumschlaf, speziell die Phase am Anfang der Nacht, wo der Tiefschlaf dominiert. Es kommt zu mehr Traumschlaf, weil die Traumepisoden zunehmen. Dafür leidet die erste Tiefschlafepisode, die etwa 30 bis 40 Minuten nach dem Einschlafen startet. Sie fällt bei Low-Fat kürzer aus. Und man wacht nachts häufiger auf, allerdings ohne dass der Wachanteil steigt. Der Schlaf wird einfach nur oft unterbrochen. Dieser Effekt ist vor allem bei Männern ausgeprägt. Insgesamt bleibt die Menge des Tiefschlafs trotz einer kürzeren ersten Phase erhalten bzw. steigt sogar an. Eine positive Auswirkung auf den Tag bei fettarmer Ernährung ist die Abnahme von Erschöpfung, der sogenannten Fatigue, zum Beispiel beim chronischen Erschöpfungssyndrom (Chronisches Fatique-Syndrom).

DER GLYKÄMISCHE INDEX

Glyx-Diät, South-Beach, Logi oder Montignac: Das sind Ernährungsformen, bei denen der glykämische Index (GI) maßgeblich ist. Er unterscheidet Kohlenhydrate danach, wie schnell der in ihnen enthaltene Zucker ins Blut gelangt. Man könnte den GI mit dem Tacho eines Autos vergleichen: Ein Apfel entspricht der gemütlichen Fahrt durch die Stadt, während ein Stück Kuchen eher einem Geschwindigkeitsrausch auf der Autobahn gleicht. Letzteres ist sicher aufregend, aber nicht nachhaltig. Wer seinen Zucker-Tacho im Blick behält, fährt langfristig besser.

Das Konzept des glykämischen Index wurde 1981 von David Jenkins und seinen Kollegen im *American Journal of Clinical Nutrition* vorgestellt. Konkret besagt es, wie schnell und lang 50 Gramm eines bestimmten Lebensmittels den Blutzuckerspiegel steigen lassen. Baguette hat beispielsweise einen recht hohen GI von 70. Äpfel kommen mit 36 gut weg. Kichererbsen haben mit 22 einen geringen Einfluss auf den Blutzuckerspiegel und der von Brokkoli ist zu gering, um gemessen zu werden. Letztlich unterstreichen diese Werte, was schon lange bekannt ist: Zu einer gesunden Ernährung gehören vor allem Gemüse, Obst, Hülsenfrüchte, Vollkornprodukte und Nüsse.

Im Sport, speziell dem Ausdauersport, ist dieser Index jedoch wichtig. Nachgewiesenermaßen schadet eine kurz vor dem Wettkampf eingenommene Mahlzeit der Leistung, wenn sie einen hohen glykämischen Index hat. Um beim Tacho zu bleiben: Er dreht kurzzeitig richtig auf, was für die Langstrecke aber kontraproduktiv ist. Geht es ums Schlafen, sieht die Sache ähnlich aus: Holt man sich etwa vier Stunden vor der Bettzeit durch Essen mit hohem glykämischen Index einen Boost, ist man kurz vor dem Zubettgehen ausgepowert. Man fühlt sich subjektiv müder, schläft schneller ein und besser durch. Das passt. Alles, was kurz vor dem Schlafengehen gegessen wird, sollte jedoch einen niedrigen GI haben oder nur ein Betthupferl sein.

Zum Abschluss noch etwas dazu, wie sich Verdaulichkeit und Konsistenz der Nahrung auf den Schlaf auswirken. Insbesondere schwer verdauliche Nahrung am Abend macht den Schlaf deutlich unruhiger als leicht verdauliche. Das gilt für Kinder ebenso wie für Erwachsene. Bekannt ist auch, dass eine feste Mahlzeit vor dem Schlafengehen Menschen schneller einschlafen lässt als eine Suppe oder ein Smoothie. Ein Votum gegen den Eintopf am Abend? Letztendlich ist die Flüssignahrung immer noch besser, als mit leerem Magen ins Bett zu gehen. Dies sei all denjenigen gesagt, die abends nichts mehr essen wollen. Insbesondere der Nicht-Traumschlaf, also der mitteltiefe und tiefe Schlaf, profitieren davon, etwas zu sich zu nehmen.

AUF EINEN BLICK:

- Man sollte drei bis sechs Mal am Tag essen und sich dafür Zeit nehmen. Eine reguläre Ernährung sollte aus 15 Prozent Eiweiß, 30 Prozent Fett und 55 Prozent Kohlenhydraten bestehen. Intervallfasten ist ebenso effektiv wie Kalorienrestriktion. Eine Diät mit wenig Kohlenhydraten (Low-Carb) kann den Schlaf verlängern, aber dabei den Traumschlaf mindern. Besonders anfällig dafür sind sensibel oder schlecht schlafende Diätler. An Fett darf gespart werden, vor allem wenn man übergewichtig ist. Ein Kohlenhydrat-reiches Abendmahl fördert den Schlaf, wenn es vier Stunden vor dem Zubettgehen gegessen wird. Der abendliche Eiweißanteil sollte 16 Prozent nicht unter- und 19 Prozent nicht überschreiten, das ist wichtig für die zweite Nachthälfte. Die mediterrane Küche ist vor allem für Frauen und Schwangere schlaftechnisch wertvoll. Abends ist die feste Nahrung besser als ein Mix aus fester und flüssiger Nahrung. Der Mix ist wiederum besser als die flüssige und die flüssige Nahrungsaufnahme besser als nichts!

Kapitel 10

DAS BETTHUPFERL

Können Sie sich noch an Ihre Hotelaufenthalte erinnern, und zwar an jene, wo auf dem Kopfkissen ein Betthupferl lag? In der Schweiz gibt es dafür einen noch schöneren Begriff: Bettmümpfeli. Lange gehörte dies zum guten Ton eines Hauses. Diese Tradition scheint aber leider zu Ende gegangen zu sein. Wurde sie den Hotels zu teuer? War sie von den Gästen nicht gewollt? Vielleicht weil zu ungesund? Ich habe einen Freund gefragt, der seit vielen Jahren renommierte Hotels leitet. Er sagte mir, es sei schlichtweg ein Kostenfaktor. Und kein Gast bedankt sich dafür, dass auf dem Nachttisch ein Betthupferl lag. Schade.

Wenn es nach mir ginge, könnte diese Aufmerksamkeit beibehalten werden. Und wenn nicht in den Hotels, dann zu Hause. Gönnen Sie sich vor dem Zubettgehen etwas Süßes, wenn Sie einen einschlaffördernden Kick brauchen und es nicht der Kamillentee sein soll. Es dient einem besseren Schlaf, wie Sie jetzt bereits wissen, und schützt vor dem Hungerast beim Einschlafen. Speziell dann, wenn Sie sich an die Regeln gehalten haben und Ihre letzte Mahlzeit drei bis vier Stunden vor dem Zubettgehen stattfand. Stört mich doch nicht, werden einige von Ihnen sagen. Ich gebe Ihnen recht, sofern Sie ein guter Schläfer, eine gute Schläferin sind. Dann kann sogar der knurrende Magen nicht beim Einschlafen stören. Schlechte oder sensible Schläfer sollten sich das Leckerli aber gönnen. Hunger stimuliert die Hormone Kortisol und Orexin, die beiden Wachmacher. Im Zweifelsfall stören diese Ihren Schlaf ebenso wie Licht, Lärm, Hitze oder Stress.

Aber was für ein Leckerli soll es nun sein? Ein Keks oder eine Dattel? Meine Frau und ich schwärmen zum Beispiel von der Einschlafschokolade. Das Vorbild sind Schokoladenkügelchen, die ich einmal aus Südkorea mitgebracht habe. Klein, handlich, lecker und sicher mit der notwendigen Menge an Zucker und Tryptophan-haltiger Schokolade ausgestattet. Schon eine Dosis von 25 Gramm Vollmilchschokolade kann die Einschlafdauer nämlich erwiesenermaßen verkürzen, den nächtlichen Wachanteil und den oberflächlichen Schlaf mindern und den Traumschlaf erhöhen.

Um den Hunger vor dem Zubettgehen zu stillen, fehlt dem Stückchen Schokolade allerdings die Substanz. Als Alternative bietet sich ein Einschlafdrink an. Ein warmer Kakao zum Beispiel. Oder ein Kräutertee. Beide haben einen physiologischen, aber auch einen Placebo-Effekt: Ich tue meinem Schlaf etwas Gutes und fülle meinen Magen. Dafür sollte das Getränk aber möglichst schon im Schlafanzug auf der Bettkante getrunken werden. Vergeht zwischen dem letzten Schluck und dem Einschlafen zu viel Zeit, verpuffen womöglich der Placebo-Effekt und der physiologische Effekt des warmen Getränks. Für die Wirkung der Inhaltsstoffe im Kakao oder dem Kamillentee braucht das Getränk eher etwas länger. Ich rate bei Schokolade oder Getränk daher zu 30 bis 45 Minuten vor dem Lichtausmachen. Dann ist vorher auch genug Zeit für die Zahnhygiene.

Kräuter machen Tees zu einfach anzuwendenden und kostengünstigen Schlummerdrinks. Zu den schlaffördernden Kräutern zählen zum Beispiel Kamille, Fenchel oder Lavendel. Schon die

Benediktinerin und heilkundige Universalgelehrte Hildegard von Bingen beschrieb diese als Einschlafhilfe und erwähnte zudem die Gemeine Schafgarbe, den Mohnsamen und Salbei. Insbesondere Kamille ist ein Multitalent aus dem Heilpflanzenkosmos. Das sanfte Mittel wirkt bei Halsweh genauso wie bei Bauchschmerzen – und eben auch beruhigend. Denn Kamille hat eine, wenn auch nur schwache, Wirkung auf den GABA-Rezeptor. Man geht davon aus, dass Kamille direkt an den GABA-Rezeptor andocken kann und dadurch Schlaf signalisiert. Zusätzlich enthält Kamillenextrakt auch Melatonin, was eine zusätzliche Schlafwirkung hat. Ab etwa 400 Milligramm reine Kamille (Konzentrat) kann diese eintreten. Davon profitieren nicht nur Babys und Kinder, sondern auch Erwachsene. Die wesentliche schlaffördernde Wirkung kann dadurch auftreten, dass häufige kurze Wachmomente im Schlaf (Arousal) abnehmen.

Noch ein Anwärter auf die vorderen Plätze ist der Baldrian. Das Kraut lockt den schlaffördernden Botenstoff Adenosin hervor und stimuliert ebenfalls einen der beiden GABA-Rezeptoren. Wissenschaftlichen Erkenntnissen zufolge können 160 bis 600 Milligramm Baldrian, am Abend eingenommen, müde machen. Meine Erfahrung zugrunde legend muss ich jedoch sagen, dass Baldrian wohl nur dann hilft, wenn man ihn rechtzeitig einsetzt. Rechtzeitig bedeutet, zu Beginn einer Schlafstörung und nicht, wenn diese sich schon über Monate oder Jahre hinzieht. Ich hätte Ihnen gerne ein Rezept dazu vorgestellt, doch der Geschmack von Baldrian törnt eher ab.

Lavendel ist bekanntermaßen ein Allrounder, wenn es um Entspannung geht. Die Staudenpflanze lindert nervöse Unruhezustände, baut Stress ab und schafft es allein durch ihre ätherischen Öle, dass wir innerlich einen Gang runterschalten. Die Wissenschaft sagt, dass 80 Milligramm Lavendelöl Ängste lösen und den Schlaf besser machen können. Oder wie wäre es mit Melisse? Mit ihren erfrischend nach Zitrone duftenden Blättern bringt diese mediterrane Aromen in die Tasse. Sie eignet sich hervorragend, um Verkrampfungen zu lösen. Und Melisse kann auch den GABA-Rezeptor stimulieren, allein es fehlt noch an guten Schlafstudien.

Wenn Sie jetzt eher an einen blau verpackten Melissengeist denken, gehören Sie vermutlich zu den älteren Semestern. Besagte Spirituose wird seit Jahrzehnten als Einschlafdrink vermarktet. Ihre wesentliche Wirkung ist jedoch wohl eher dem hohen Alkoholgehalt zuzuschreiben, nicht dem Melissenextrakt. Alkohol erhöht die Konzentration des Botenstoffs Adenosin im Gehirn, bei Männern stärker als bei Frauen. Dieser hemmt die Aktivität der Nervenzellen, beruhigt also kurz gesagt. Außerdem blockt Alkohol den starken Wachmacher Orexin. Deswegen macht Alkohol müde. Er bleibt aber eine süchtig machende Droge, eignet sich deswegen nicht als regelmäßige Einschlafhilfe.

Wenn man mit Tees nichts anfangen kann und offen ist für Neues, kauft man sich besser einen fertigen Einschlafdrink. Das sind Mixturen aus verschiedenen Inhaltsstoffen, die schlaffördernd sein sollen, aber ohne Alkohol auskommen. Ich möchte hier kein Produkt hervorheben, dazu gibt es zu viele. Bislang konnte auch keines wissenschaftlich nachweisen, dass es die Nächte ruhiger macht. Vielleicht gehören Sie zu den Schlaflosen, die im Supermarkt, Internet, der Drogerie oder Apotheke schon mal solche Produkte erworben haben? Mich jedenfalls faszinieren diese Drinks. Für sensible Schläfer oder solche, deren Schlaf schlechter zu werden beginnt, sind diese sicher einen Versuch wert. Vielleicht lässt sich damit der noch annähernd erholsame Schlaf erhalten. Indem ich mit diesem Buch über vielversprechende Inhaltsstoffe informiere, wie sie mir beispielsweise auf meinen Reisen in Indien und in Bhutan begegneten, möchte ich dazu ebenfalls etwas beitragen.

EINSCHLAFHILFE FÜR DIE KLEINSTEN

Babys, die bei der Mutter trinken, schlafen häufig mitten in der Mahlzeit ein. Das mag die Mutter anfangs wundern. In den doch oft stressigen ersten Monaten hat es aber durchaus Vorteile, dass man ein Kind richtiggehend in den Schlaf füttern kann. Endlich mal in Ruhe duschen oder sich selbst ein Brot schmieren! Abgesehen von der Körperwärme und den Bewegungen ist es tatsächlich die Muttermilch selbst, die schläfrig macht. Sie enthält zu 22 Prozent Lactalbumin, ein Eiweiß, das den Schlaf unterstützt. Zum Vergleich: In Kuhmilch sind nur drei Prozent. Aus Lactalbumin bildet der Körper unter anderem die schlaffördernden Aminosäuren Tryptophan und Lysin. Lactalbumin gibt es auch als Nahrungsergänzungsmittel. Bereits ab 20 Gramm zeigt sich ein Effekt. Fastende Personen, die 40 Gramm davon einnahmen, hatten 90 Minuten später einen um 300 Prozent erhöhten Tryptophanspiegel. Nach 240 Minuten war der Effekt aber schon wieder vorbei. Es handelte sich also um einen einschlaffördernden Kurzzeiteffekt, keine Durchschlafhilfe. Noch besser greift übrigens die Kombination von Lactalbumin und Tryptophan.

Der müde machende Effekt der Muttermilch ist abhängig von der Tages-Nachtzeit. Daher macht sie nicht immer müde. Der Säugling bekommt mit dieser denselben Hormon-Cocktail, den die Mutter im Blut hat. Nachts bedeutet das eine erhöhte Menge Melatonin, da auch bei der stillenden Mutter der Melatoninspiegel um diese Zeit hoch ist. Muttermilch enthält davon dann fünf Mal so viel wie am Tag. Wer abpumpen möchte, sollte das in Erwägung ziehen: Zwischen 22 bis 10 Uhr gepumpte Milch macht müde. Von 10 bis 22 Uhr gepumpte Milch weniger. Denn dann wird das Melatonin von Kortisol ersetzt, einem wirksamen Aufwecker, dessen Konzentration im Körper der Mutter tagsüber erhöht ist.

UMSTRITTENE EINSCHLAFHILFE FÜR KINDER

Etwa jedes fünfte Kind in Deutschland hat Einschlafprobleme. Bislang hatten Eltern die Wahl zwischen Kräutertee und noch einer Gute-Nacht-Geschichte. Seit 2022 ist in den Medien jedoch öfter von einem neuen Betthupferl zu lesen: Gummibärchen mit Melatonin. Mit Melatonin das Einschlafen zu fördern klingt nach einer natürlichen Alternative. Schließlich ist es ein körpereigenes Hormon, wird Erwachsenen zum Beispiel gegen Jetlag oder bei Schichtarbeit empfohlen. Und Melatonin-Gummibärchen sind frei verkäuflich. Wie schädlich können diese dann sein?

Zumindest sind sie mit mehr Vorsicht zu behandeln als handelsübliche Fruchtgummis. Melatonin-Kaubonbons sind den Nahrungsergänzungsmitteln zugeordnet. Deren Zulassung ist generell nicht so streng geregelt, wie es bei Arzneistoffen üblich ist. Im Internet kann man Produkte erwerben, deren tatsächlicher Melatoningehalt sich von dem auf der Verpackung angegebenen erheblich unterscheidet – von null bis plus 667 Prozent! Dazu kommt, dass Gummitierchen für Kinder verführerisch sind: Sie mögen die bunte Farbe, die Form und den süßen Geschmack. Steht die Packung gut erreichbar in der Küche, kann es passieren, dass sie davon »naschen«.

Dem US-Zentrum für Krankheitskontrolle und Prävention (CDC) zufolge gaben die Amerikaner 2016 noch 285 Millionen Dollar für frei verkäufliche Melatonin-haltige Produkte aus. Im Jahr 2020 waren es schon 821 Millionen. Von 2012 bis 2021 nahm insbesondere die kindliche Einnahme von Melatonin zu, und zwar um 530 Prozent! In dieser Zeit starben zwei Kinder, über 4000 mussten im Krankenhaus aufgenommen werden und 287 kamen auf eine Intensivstation. Grundsätzlich ist Melatonin eine wirksame und sichere Schlafhilfe – auch für Kinder. Diese Zahlen zeigen jedoch, wie gefährlich eine ungewollte Überdosierung sein kann. Selbiges gilt übrigens für Melatonin-haltige Salben.

Bislang wissen wir nur wenig darüber, wie Melatoninprodukte auf Kleinkinder wirken, denn eigentlich ist der Melatoningehalt im Körper von Kindern deutlich höher als bei Erwachsenen. Greifen Einschlafrituale nicht mehr, sollten Eltern die Ein- oder Durchschlafprobleme ärztlich abklären lassen. Deren Ursachen können in der Familie liegen, psychisch oder organisch sein.

Wenn vom Arzt empfohlen, darf es ein Gummitierchen vor dem Zähneputzen sein. Bei Kindern, die weniger als 44 Kilogramm wiegen, liegt die abendliche Dosierung zwischen 0,5 und 2 Milligramm Melatonin. Maximal fünf Milligramm dürfen es bei Kindern sein, die mehr wiegen. Für Kinder wie für Erwachsene gilt: Mehr hilft selten mehr. Melatonin kann Kopfschmerzen, Übelkeit und Konzentrationsschwierigkeiten verursachen. Zudem gibt es Hinweise, dass es bei Jugendlichen, die es regelmäßig über einen längeren Zeitraum einnehmen, das Einsetzen der Pubertät verzögern kann. Suchen Sie bei schweren Schlafstörungen deshalb bitte einen Kinderarzt oder Schlafmediziner auf.

In vielen leichten Fällen helfen Kindern und Jugendlichen ein regelmäßiger Tagesablauf, Entspannungstechniken, Einschlafrituale wie Kuscheln und Gute-Nacht-Lieder sowie Betthupferl – ein Stück Schokolade oder ein Kräutertee. Ergänzt durch eine Ernährung, die den Schlaf fördert, kann dies einiges bewirken.

AUF EINEN BLICK:

- Nicht hungrig ins Bett gehen. Das Betthupferl darf Schokolade, Keks oder Trockenobst sein, also etwas Süßes. Für schlechte Schläfer darf der Gute-Nacht-Snack zusätzlich auch Nahrungsergänzungsmittel wie wenig Melatonin oder Tryptophan enthalten.

Kapitel 11

MILCHPRODUKTE

In meiner schlafmedizinischen Praxis berichten die Patienten regelmäßig, dass sie vor dem Zubettgehen warme Milch trinken. Manche mit, andere ohne Honig. Das Glas Milch ist ein altbekannter Einschlaftipp. Er rührt daher, dass Milch unter anderem die Aminosäure Tryptophan enthält. Daraus bildet der Körper das »Glückshormon« Serotonin und dann das »Schlafhormon« Melatonin. Die Menge an Tryptophan in der Milch ist allerdings sehr, um nicht zu sagen, extrem gering. Möglicherweise sind an der schlaffördernden Wirkung noch andere Inhaltsstoffe beteiligt. So enthält Milch unter anderem Melatonin, wenn auch ebenfalls nur in sehr geringer Konzentration. Oder das schon erwähnte Casein, also der Proteinanteil der Milch, aus dem Käse hergestellt wird. Ein Bestandteil von Casein ist das Aminosäure-Gemisch Tyr-Pro-Val-Glu-Pro-Phe (TPVGPP). Jede Abkürzung steht hier für eine Aminosäure. Das Tyr zum Beispiel für Tyrosin. Dieses Gemisch wirkt zumindest in Tierexperimenten über den GABA-Rezeptor schlaffördernd, verkürzt die Einschlafzeit und verlängert die Schlafdauer. Es gibt demnach mehrere mögliche Wirkungen von Milch auf den Schlaf.

Und wer regelmäßig Milchprodukte konsumiert, versorgt sich zusätzlich mit vielerlei Mikronährstoffen, die den Schlaf fördern. Vitamin B6 beispielsweise. Der Körper braucht es, um aus Serotonin Tryptophan herzustellen. Magnesium und Zink wiederum sind wichtig, damit aus Serotonin Melatonin entstehen kann. In Milchprodukten sind es vielleicht auch lebende Bakterien, die sich bemerkbar machen: Mit Joghurt, Kefir und Skyr nehmen wir Milchsäurebakterien auf und kultivieren so ein gesundes Darmmikrobiom. In einer Studie, an der nur post-menopausale Frauen mit Schlafproblemen teilnahmen, zeigte Kefir einen überraschenden Erfolg. Die Teilnehmerinnen tranken für einen Monat zweimal am Tag 250 Milliliter davon. In einer anderen Studie wurden 100 Gramm fermentierte Milch pro Tag verabreicht, mit ähnlich positivem Effekt auf den Schlaf. Dass ein gesundes Darmmikrobiom auch das Immunsystem stärkt, ist bereits vermerkt worden. Daher an dieser Stelle ein Tipp von einem guten Freund, der seine Neurodermitis mit regelmäßigem Kefir-Genuss im Griff hat.

Nun ist Kefir ein lange bekanntes Getränk. Eigentlich hatte er Tausende Jahre Zeit, sich als der Schlummertrunk schlechthin zu etablieren. Durchgesetzt hat sich jedoch die abendliche warme Milch. Liegt ihr Geheimnis vielleicht in der Temperatur? Warme Getränke erweitern die Blutgefäße und verbessern die Durchblutung. Eine erhöhte Durchblutung führt dazu, dass die Muskeln sich entspannen, und die vermehrte Durchblutung des Körpers führt zu einer geringeren Durchblutung im Gehirn, was müde macht. Oder ist es einfach nur das Ritual, das hilft, zur Ruhe zu kommen?

Als Schlafmittel mag Milch nicht ganz halten, was sie verspricht. Es gibt dennoch einen weiteren Grund, warum zumindest junge Menschen vom Glas Milch am Abend profitieren: Es erhöht den Spiegel von Hormonen wie IGF-1, die das Wachstum von Knochen- und Muskelgewebe fördern. Täglich 245 Milliliter mehr Milch schaffen die Grundlage, um im Jahr um vier zusätzliche Millimeter zu wachsen. Macht in zehn Jahren vier Zentimeter. Das Ganze hat allerdings einen Haken: Studien zeigen, dass die Länder mit dem größten Milch- und Kalziumkonsum, zum Beispiel Schweden und Dänemark, die höchsten Raten an Hüftfrakturen aufweisen. Wahrscheinlich, weil lange Knochen anfälliger für Brüche sind.

Wie viel Milch ist eigentlich erlaubt? Eine schwedische Studie, bei der 17896 Personen über 33 Jahre beobachtet wurden ergab, dass vor allem bei Frauen, die pro Tag mehr als 300 Milliliter fermentierte oder nicht-fermentierte Milchprodukte konsumierten, ein höheres Herzkreislaufrisiko bestand. Es handelte sich hierbei um die koronare Herzerkrankung und deren fatale mögliche Folge, den Herzinfarkt. Laut Statistik brauchen wir in Deutschland aber keine Bedenken haben, denn der durchschnittliche Milchkonsum beträgt bei uns circa 126 Milliliter pro Tag. Das sind weniger als 46 Liter pro Person pro Jahr. Für extreme Milchliebhaberinnen mag diese Information jedoch nützlich sein. Und für den schlaffördernden Effekt sollten weniger als 300 Milliliter reichen.

Dennoch: Hätte ich den Zusammenhang von Milch und Wachstum als Kind gekannt, wäre es mir sicher leichter gefallen, welche zu trinken. Ich tat mich wirklich schwer mit ihr. Besonders die Kombination aus warmer Milch und Nudeln, die sogenannten Milchnudeln, die es öfter zum Mittag gab, haben mir den Appetit darauf nachhaltig verdorben. Wenn es um den Schlaf geht, scheint Milch, wenn überhaupt, ohnehin eher bei Frauen zu helfen. Alle männlichen Milch-Verächter können also getrost verzichten.

Zum Abschluss noch ein Tipp für einen Snack: Ein Stückchen Hartkäse, und zwar Emmentaler, oder Hüttenkäse. Auch Milchprodukte. Alle sind reichhaltig schlaffördernd, nur habe ich keine Literatur gefunden, welche Menge hiervon man wie viele Minuten vor dem Schlafengehen essen sollte. Mindestens 100 Milligramm Tryptophan wären gut. Das steckt meist schon in einer

Scheibe Käse, egal ob Emmentaler, Gouda, Berg- oder Hüttenkäse. Mehr ist möglicherweise kontraproduktiv, nämlich für den Tiefschlaf. Das Gleiche gilt für die Milch. Hier sind es die gesättigten Fettsäuren und Galaktose, die den Schlaf, neben den positiven Effekten, negativ beeinflussen können.

AUF EINEN BLICK:

- Die Milch mit Honig ist eher ein wohliges Ritual als ein sicherer Einschlaftipp. Schlaffördernder als Kuhmilch ist fermentierte Milch, also Joghurt und Kefir.

Kapitel 12

FISCH & MEERESFRÜCHTE

Fisch und Meeresfrüchte sind Schlafpromotor, dies lässt sich anhand vieler Studien belegen. Dafür sind verschiedene Mikro- und Makronährstoffe verantwortlich. Fettreicher Fisch enthält zum Beispiel die Omega-3-Fettsäuren Eicosapentaensäure (EPA) und Docosahexaensäure (DHA). Fische produzieren diese jedoch nicht selbst: Sie sind Wirbeltiere, genau wie wir. Das heißt, sie können essenzielle Fettsäuren nicht selbst herstellen. Wie auch der Mensch müssen sie diese mit der Ernährung aufnehmen. Die Fettsäuren im Fisch stammen ursprünglich aus Phytoplankton – das sind Mikroalgen –, das Fischen und Krebstieren als Nahrung dient. Wer Fisch nicht mag, tut es diesem gleich und holt sich die Omega-3-Fettsäuren aus pflanzlicher Quelle: entweder aus Mikroalgen wie Chlorella oder Tetraselmis, die es als Nahrungsergänzung im Handel gibt. Oder aus Leinsamen, Chiasamen, Hanfsamen, Walnüssen und Sojaprodukten.

Ein für den Schlaf-Wach-Rhythmus wichtiger Mikronährstoff ist das Vitamin D. Zehn bis 20 Prozent unseres Bedarfs müssen wir mit der Nahrung aufnehmen. Eine Möglichkeit sind hier Hering, Lachs, Sardinen und Kabeljau. Austern, Miesmuscheln und

Sardinen wiederum sind gute Eisenlieferanten. Insbesondere Fisch aus Wildfang kann zudem eine solide Quelle für die Mineralstoffe Jod und Selen sein. Hering und Makrele zählen zu den Fischen, die außerdem viel Tryptophan enthalten.

Es macht tatsächlich einen Unterschied, ob ein Fisch aus Zucht stammt oder nicht. Zuchtlachs beispielsweise bewegt sich wenig und hat deswegen insgesamt mehr Fett. Das heißt mehr wünschenswerte Omega-3-, aber eben auch mehr Omega-6-Fettsäuren, von denen wir in der Regel schon zu viel zu uns nehmen. Darüber hinaus macht ihn das zusätzliche Fett kalorienreicher. Geht es um Schadstoffe, sind Fische aus Aquakulturen oft weniger belastet als wild gefangene. Wer sich Sorgen wegen Schwermetallen macht, dem seien Kabeljau, Seelachs, Seehecht und Hering empfohlen. Ihre Belastung ist eher gering, da sie eine niedrige Stellung in der Nahrungskette haben und relativ schnell wachsen.

Die ungesättigte Fettsäure DHA, die in fettem Fisch vorkommt, entspannt, kann den Blutdruck und den Puls senken und ist gut für die Spermienqualität. Diese scheint laut Forschung ja immer schlechter zu werden. Zu Ernährung und Blutdruck gibt es aus Sicht der Wissenschaft bisher nur sehr wenige Erkenntnisse. Ich war einmal beteiligt an einer Studie mit einem Extrakt aus Garnelenschalen, welches nach asiatischen Vorstellungen hilfreich sein soll, den Blutdruck im Zaum zu halten. Die Ergebnisse haben wir nicht gesehen. Es kam auch nie ein Produkt auf den Markt.

Ob und wie viele schlaffördernde Inhaltsstoffe wir aufnehmen, wenn wir Fisch essen, hängt unter anderem davon ab, wie dieser zubereitet wurde. Fette Seefische erhalten ihre Omega-3-Fettsäuren am besten, wenn sie gedünstet, gebacken oder in Fett gebraten werden, das wenig Omega-6-Fettsäuren enthält. Rapsöl wäre hier die erste Wahl.

Während die Miesmuschel nicht nur in der Mittelmeerküche, sondern mittlerweile auch auf deutschen Speisekarten einen festen Platz hat, gelten Austern nach wie vor als Delikatesse. Wer sie sich gönnt, verzehrt Taurin. Diese organische Säure wirkt auf

Muskeln, Zentralnervensystem, Herz und Blut. Taurin wirkt neuroprotektiv, krampflösend und kognitiv leistungssteigernd. Wie Sie wahrscheinlich in Verbindung mit Energydrinks schon mal gehört haben, gilt Taurin als Energiebooster. Im Zentralnervensystem hat es jedoch die Rolle des GABA-Agonisten. Das heißt, es unterstützt dessen entspannenden Einfluss und fördert damit nicht nur den Schlaf, sondern auch viele andere Hirnfunktionen, die bei Depressionen, Autismus, Angstzuständen, Parkinson, Alzheimer und Epilepsie eine Rolle spielen. Venusmuscheln enthalten noch mehr Taurin, werden jedoch selten roh angeboten. Da die Säure hitzeempfindlich ist, sinkt ihr Gehalt durch Grillen oder Braten. Eine Alternative: Der Shrimp-Cocktail aus rohen Garnelen. Zink, ein Spurenelement, das ebenfalls in Austern vorkommt, verlängert nicht nur den Schlaf, sondern verbessert auch dessen Qualität. Gönnen Sie sich nach einem ausgiebigen Austern-Abend also einen geruhsamen Schlaf und verderben Sie sich die Schlafqualität nicht durch zu viel Alkohol oder den Espresso danach.

AUF EINEN BLICK:

- Von preiswert zu teurer – schlaffördernd sind Hering, Makrele, Lachs, Garnelen und Austern.

Kapitel 13

FLEISCH & CO.

Schauen wir einmal über den Großen Teich. Seit 1960 hat sich in den USA die Anzahl der Fleischverbraucher um 40 Prozent erhöht, global gesehen sogar um 100 Prozent. In Deutschland hingegen ist er gesunken. Und von welchem Tier stammt das Fleisch? Dazu folgende Angaben aus den Staaten: Im Jahr 2017 aßen die Amerikaner zu 51 Prozent rotes Fleisch, zu 42 Prozent Geflügel und nur zu 7 Prozent Fisch und Schalentiere. Das ist aus meiner Perspektive für ein Land mit so viel Küste deutlich zu wenig Fisch. Dies zeigt, dass Fleisch immer noch eine der wesentlichen Ressourcen für Eiweiße und damit auch für die Aufnahme der beiden Neurotransmitter Serotonin und Melatonin ist, zumindest in vielen, auch Entwicklungsländern. Das sollte sich ändern. Fleisch ist nicht nur der Garant für Eiweiß, sondern auch für die eher ungesunden gesättigten Fettsäuren. Aber es kommt, wie schon erwähnt, auf die Menge an. Eine Untersuchung mit über 1300 Teilnehmern, alle älter als 60 Jahre, ergab, dass ein übermäßiger Fleischkonsum die Schlafdauer verkürzt. Die Schlafqualität verschlechtert sich ebenso: Die Wachphasen nehmen zu, der Tiefschlaf ab. Als übermäßig galten in dieser Untersuchung mehr als 128 Gramm pro Tag, also 896 Gramm pro Woche. 100 Gramm Fleisch mehr oder weniger am Tag können demnach darüber mitentscheiden, wie erholsam die Nachtruhe ist. Ob weißes oder rotes Fleisch, scheint hierbei unerheblich. Dennoch geht man bisher davon aus, dass Geflügelfleisch schlaffördernder ist.

Und was bedeutet das Co. in der Überschrift? Eier! Ein Rührei oder Omelett ist ein leicht verdauliches Abendessen mit verhältnismäßig hohem Proteingehalt. Eine Studie mit über 1 500 Chinesen ergab jedoch, dass diejenigen, die viele Eier aßen, eher Schlafprobleme hatten. Die Teilnehmer hatten mittels Fragebögen Auskunft zu ihren Ernährungsgewohnheiten und ihrem Schlaf gegeben. Für die Forscher kam das Ergebnis überraschend: Eier sind reich an Melatonin. Eine mögliche Erklärung ist vielleicht das Cholesterin. Eier sind die Cholesterinquelle Nummer 1 in China. Und je höher das Cholesterin, desto schlechter die Schlafqualität. Das zeigen mehrere Studien. Da dieser Zusammenhang wissenschaftlich aber noch nicht gesichert ist, empfehle ich Ihnen aus schlafmedizinischer Sicht, nicht auf das Ei zu verzichten. Zumindest, wenn Sie ein sensibler oder schlechter Schläfer sind. Betroffene mit einer Fettstoffwechselstörung sollten den Eierkonsum jedoch kontrollieren, zum Beispiel durch einen nur gelegentlichen Genuss am Wochenende.

AUF EINEN BLICK:

- Fleisch enthält Serotonin und Melatonin, wobei das Geflügelfleisch hier zu bevorzugen ist. Generell sind 100 Gramm pro Tag schlafmedizinisch gesehen erlaubt. Mehr als 130 Gramm können den Schlaf bereits stören. Für die Vegetarier: Eier enthalten Melatonin.

Kapitel 14

TOFU

Edamame, Sojamilch, Sojasoße, Sojaöl, Misopaste oder Tempeh: Sojabohnen sind kleine proteinhaltige Multitalente. Rein wirtschaftlich sind sie die wichtigsten Bohnen der Welt und liefern pflanzliches Eiweiß für Millionen von Menschen. Das bekannteste unter den Sojaprodukten ist hierzulande der Tofu: Über 40 Prozent der Deutschen haben ihn schon einmal probiert. Ich auch. Mit dem Fazit nach einem Viel-Gänge-Tofu-Menü in Japan: Das ist kein Produkt für mich. Anders die Sojasoße zum Reis, die ist ein Muss bei mir. Tofu wird auch als Sojabohnenquark bezeichnet. Das ist stimmig, ähnelt die Herstellung des schlichten weißen Blocks doch der von Käse. Getrocknete Sojabohnen werden dafür zunächst eingeweicht, gemahlen und dann aufgekocht. So entsteht Sojamilch. Ähnlich wie bei der Käseherstellung wird diese Milch anschließend eingedickt. Als Gerinnungsmittel dienen zum Beispiel Nigari, eine aus Meerwasser gewonnene Sole, oder Zitronensäure. Sie lassen die Eiweißbestandteile ausflocken. Die festen Bestandteile werden zu einem Block gepresst – fertig ist der Tofu. Weicher Seidentofu enthält mehr Flüssigkeit als fester Naturtofu. Beide schmecken pur nach wenig. Genau das macht sie aber so vielseitig. Tofu ist eine gute Proteinquelle: 100 Gramm enthalten etwa 15 Gramm Eiweiß.

Seit wann Sojapflanzen angebaut werden, ist umstritten. Wahrscheinlich begannen Menschen in China sie bereits 7000 v. Chr. zu domestizieren. Ähnlich im Dunkeln ist der Ursprung des Tofus. Der Legende nach soll ein Prinz der chinesischen Han-Dynastie namens Liu An versucht haben, ein Unsterblichkeitselixier zu erfinden. Ob er das Ergebnis dann geräuchert oder frittiert verzehrte, ist nicht überliefert. Sicher ist, dass Tofu ein Gesundheitsbooster ist. Er punktet mit hochwertigem pflanzlichem Eiweiß, ist fettarm und enthält alle essenziellen Aminosäuren. Seine biologische Wertigkeit entspricht dadurch etwa der von Milch und Käse. Das unterscheidet ihn von den meisten anderen pflanzlichen Proteinen. Daneben enthalten Sojabohnen beachtliche 415 Miligramm Tryptophan pro 100 Gramm. Sie sind außerdem reich an Kalium, das für die Regulierung des Herzschlags und der Muskelfunktion von entscheidender Bedeutung ist. Weitere Mineralstoffe sind Eisen, Kalzium und Magnesium.

Soja und Tofu haben eine Besonderheit, die sogenannten Phytoöstrogene. Diese sekundären Pflanzenstoffe ähneln in ihrer Struktur dem körpereigenen Hormon Östrogen. In Studien wurde nachgewiesen, dass eine Aufnahme von schon 60 bis 80 Milligramm Tofu am Tag die Beschwerden von Frauen in der Menopause lindern kann. Die bislang wenigen Untersuchungen zum Schlaf deuten darauf hin, dass Soja-haltige Produkte der Nachtruhe zuträglich sind. Kombiniert mit Mönchspfeffer oder Magnolienrinde verstärkt sich der Effekt, wie italienische Forscher herausgefunden haben. Die erste Sojawurst ist übrigens eine deutsche Erfindung: Entwickelt hat sie der spätere Bundeskanzler Konrad Adenauer. Bereits 1918 ließ er sich die von ihm »Friedenswurst« getaufte Wurst auf Sojabasis in England patentieren.

AUF EINEN BLICK:

- Sojabohnen sind die Basis für eine Reihe von Produkten, darunter Tofu. Sie sind besonders reich an Tryptophan und dem für die Regulierung des Herzschlags und der Muskelfunktion wichtigen Kalium. Auch die enthaltenen Mineralstoffe Eisen und Magnesium können den Schlaf fördern. Möglicherweise tragen auch die in Sojabohnen vorkommenden Phytoöstrogene zu einer besseren Nachtruhe bei. Bislang gibt es dazu aber nur wenige Studien.

Kapitel 15

GETREIDE

Unter den Getreidesorten gilt Hafer als eine der gesündesten, die man essen kann, da er viele wichtige Vitamine, Mineralien und Ballaststoffe enthält. Dennoch wird er überwiegend als Futtergetreide genutzt. Das muss sich ändern, denn Haferflocken – oder noch potenter: Haferkleie – fördern den Schlaf. Verantwortlich dafür ist der enthaltene Anti-Stress-Botenstoff GABA, dazu Tryptophan und die Mineralstoffe Kalium und Magnesium.

Was wir heute als Reis kennen, entstand vor Tausenden von Jahren, indem Menschen Wildgras kultivierten. In einer Ausgrabungsstätte des Jangtse-Deltas in der Nähe von Shanghai fanden Wissenschaftler Überreste von Reis, die sich 9 400 Jahre zurückdatieren ließen. In Westafrika geht seine Geschichte mindestens 3 000 Jahre zurück. Dort wurde er in Regionen angebaut, die heute viel zu trocken dafür wären. Und ein Fund im südwestlichen Amazonasbecken in Brasilien versetzte die Wissenschaftsgemeinde in Erstaunen: Auch dort begannen Menschen vor etwa 4 000 Jahren, Wildgras zu zähmen. Weil er unabhängig voneinander auf drei Kontinenten domestiziert wurde, hat Reis eine Sonderstellung unter den Kulturpflanzen. Heute stammen 90 Prozent der weltweiten Produktion aus Asien. Als Nahrungsmittel ist er dort so dominant, dass der Begriff Reis in vielen lokalen Sprachen synonym für das Wort Essen gebraucht wird. Für mehr als die Hälfte der Menschheit ist er ein Grundnahrungsmittel. Insbesondere brauner Reis ist eine ausgezeichnete Quelle für viele Nährstoffe, darunter Ballaststoffe, Mangan, Selen, Magnesium und B-Vitamine. Leider wird dieser heutzutage weniger konsumiert als der geschälte weiße. Man hat einmal errechnet, dass der Weltbevölkerung allein im Jahr 2013 durch den Konsum von weißem statt braunem Reis mehr als 70 000 Tonnen GABA in der Nahrung verloren gegangen sind.

Reiskleie besteht aus der Hülle des Reiskorns – also dem Teil, der die meisten Nähr- und Ballaststoffe enthält. Wer Vollkornreis bevorzugt, nimmt diese mit dem Essen auf. Bei weißem, also geschältem Reis, gehen sie indes verloren. Schade: Denn Reiskleie verringert die Zeit, bis man einschläft. Sie hilft zudem beim Durchschlafen und verlängert die Schlafdauer.

Gerstengras, also die Keimlinge der Gerste, sind ebenfalls reich an GABA, punkten daneben mit Kalium, Kalzium, Magnesium, Eisen, Tryptophan, den Vitaminen A, B1, B12, C und E, Ballaststoffen und Polyphenolen. Ihr GABA-Anteil ist fast 40 Mal höher als der von braunem Reis.

Erwähnt sei hier noch Quinoa, manche sagen auch: Andenhirse. Eigentlich braucht es ein eigenes Kapitel, denn Quinoa zählt zu den sogenannten Pseudogetreiden, wie zum Beispiel auch Amaranth oder Buchweizen. Amaranth kannte ich nicht, Buchweizen schon. In den Ländern östlich von Deutschland ist er sehr beliebt. Gemein ist diesen Pflanzen, dass sie zwar wie Getreide aussehen und sich sogar zu Mehl verarbeiten lassen. Sie gehören jedoch ganz unterschiedlichen Familien an. Quinoa eignet sich zum Beispiel als Salatgrundlage für Menschen mit Restless Legs Syndrom. Denn schon 100 Milligramm davon decken den Tagesbedarf an Magnesium und Eisen. Dazu sind die winzigen

Kügelchen eine ausgezeichnete Quelle von essenziellen Aminosäuren wie Lysin und Tryptophan. An dieser Stelle sei angemerkt, dass die Bedeutung einiger essenzieller Aminosäuren, den sogenannten verzweigtkettigen Aminosäuren (Leucin, Isoleucin, Valin), für den Schlaf noch nicht wirklich gut untersucht ist. Bei Erwachsenen haben sie wohl wenig Einfluss. Bei elf- bis zwölfjährigen Kindern scheint deren vermehrter Konsum zu einer kürzeren Schlafdauer, einem späteren Einschlafen und häufigeren Berichten über Schlafprobleme zu führen.

Ein Schlafdrink, der sich die Inhaltsstoffe von Getreide zunutze macht, ist die Malzmilch. Es gibt sie als fertiges Pulver aus gemälztem Weizen, gemälzter Gerste und weiteren Zutaten wie zugesetzten Vitaminen und Mineralstoffen. Aus 30 Milligramm aufgelöst in 350 Milliliter Kuh- oder Pflanzenmilch entsteht ein Mix, der, 30 Minuten vor dem Zubettgehen getrunken, eine ruhigere Nacht beschert. Man bewegt sich weniger im Bett und wird auch seltener wach. Möglicherweise ist das auch dem Gluten in den 30 Milligramm zuzuschreiben: Glutenhaltige Produkte können den Tryptophanspiegel erhöhen. Der positive Effekt so einer Malzmilch zeigt sich vor allem während der zweiten Nachthälfte, wenn der Schlaf gewöhnlich unruhiger wird. Nachgewiesenermaßen ist er bei Frauen ausgeprägter als bei Männern. Ähnlich wie die Gute-Nacht-Milch wirken Malzmilchprodukte umso besser, je regelmäßiger sie Teil des Einschlafrituals sind. Sechs bis acht Wochen sollte man solchen leichten Einschlafhilfen geben. Bleibt der Schlaf unverändert schlecht, kann man Alternativen suchen.

AUF EINEN BLICK:

- Hafer, brauner Reis, Gerstenprodukte und Quinoa sind die Favoriten unter den schlaffördernden Getreideprodukten.

Kapitel 16

GEMÜSE

Wenn es eine positive Nachricht aus der Corona-Zeit gibt, dann die, dass mehr Obst und Gemüse gegessen wurde. Ganz weit vorne die »Paradeiser«, besser bekannt als Tomaten. Jährlich verzehrt jeder Deutsche davon etwa 28 Kilogramm. Damit sind die wasserhaltigen Kugeln mit Abstand das beliebteste Gemüse hierzulande. Tomaten punkten mit Vitamin C, Kalium, Ballaststoffen und sekundären Pflanzenstoffen, den sogenannten Carotinoiden. Sie färben Tomaten von gelb bis rot. Am stärksten vertreten ist ein Carotinoid namens Lycopin. Dieses geht im Körper gegen freie Radikale vor – aggressive Sauerstoffverbindungen, die Herz-Kreislauf-Erkrankungen und Arteriosklerose begünstigen können. Studien liefern Hinweise, dass der Verzehr von Obst und Gemüse das Risiko für Krebs- und Gefäßerkrankungen senkt. Dies wird unter anderem den Carotinoiden zugeschrieben. Offenbar funktioniert dies aber nur mit »echtem« Obst und Gemüse. Carotinoide als Nahrungsergänzungsmittel zeigen diesen Effekt nicht.

Tomaten zum Abendessen sind auf jeden Fall eine gute Entscheidung: Sie spenden Melatonin. Hier kommt es allerdings auf die Jahreszeit und die Spezies an. Ein überaus Melatonin-haltiges Produkt ist die Sorte Beefsteak, eine Ochsenherztomate. Wer täglich 250 Gramm dieser Fleischtomate zwei Stunden vor dem Zubettgehen verzehrt, schläft besser. Natürlich lässt sich so ein Effekt nur feststellen, wenn man eine Weile dabeibleibt. Etwas, das für alle in diesem Buch aufgeführten Studien und Ratschläge gilt. Im Fall der Tomate lief die Studie zum Beispiel acht Wochen. Das entspricht genau dem Intervall, welches auch ich in der Praxis empfehle – vier bis acht Wochen. Einmal abends ein Tomatensalat mag helfen, wenn man sensibel reagiert und nur leichte Schlafprobleme hat – und sei es nur durch den Placebo-Effekt. Aber um einer Veränderung wirklich eine Chance zu geben, ist Kontinuität entscheidend.

Ausgesprochen gut vertragen sich Tomaten mit Avocados. Diese enthalten Magnesium, das wiederum an der Synthese von Melatonin mitbeteiligt ist. Die Avocado ist ein starker Akteur im Anti-Demenz-Mix, zu dem Zutaten wie fettiger Fisch (Lachs), Nüsse, Blaubeeren und Brokkoli gehören. Ein halbes Jahr lang täglich eine Avocado trägt zu erholsamem Schlaf bei. Das zeigte sich in einer Untersuchung mit annähernd 1 000 Personen. Im Durchschnitt waren diese 60 Jahre alt und hatten zu viel Bauchfett. Im Lauf der Studie verbesserten sich auch ihre Fettwerte im Blut.

Die Blumenkohlsorte Romanesco sowie Spinat, Sellerie, Mangold, Feldsalat und Brokkoli empfehlen sich ebenfalls. Bei Mäusen konnte man nachweisen, dass das Senföl aus dem Brokkoli das viszerale, also nicht sichtbare, Bauchfett reduziert und gleichzeitig den Blutzucker senkt. Für den Brokkoli ist das Senföl ein Insektenabwehrmittel. Er sondert es ab, wenn er angeknabbert wird. Offenbar wissen die Insekten nicht, wie gesund es ist! Insbesondere die Blätter enthalten reichlich Senföl, sollten also nicht im Kompost landen, sondern lieber roh im Salat. Außerdem sind im Brokkoli Ballaststoffe, die Vitamine A, C und K, die Mineralien Kalzium, Kalium und Eisen sowie Antioxidantien und Folsäure. Alles Inhaltsstoffe, die der Körper braucht.

Mit dem Abschnitt zu Sojabohnen habe ich ja schon ein Lob für Hülsenfrüchte ausgesprochen. Andere Bohnensorten, Linsen und Kichererbsen sollen aber nicht unerwähnt bleiben. Linsen sind so ziemlich das gesündeste Lebensmittel, das Sie essen können. Und zumindest bei Ratten ist erwiesen, dass Linsensprösslinge das Einschlafen fördern können, da sie Melatonin enthalten. Die Winzlinge sind günstig, ballaststoff- und proteinreich und je nach Gericht in etwa 30 Minuten zubereitet. Linsen sind die Samen der Linsenpflanze. Ihre Sorten, darunter Belugalinsen, Rote Linsen, Puy-Linsen und Gelbe Linsen, unterscheiden sich in der Konsistenz. So entstehen cremige Dips, Salate mit Biss oder Eintöpfe mit Wohlfühlfaktor. Linsen sind reich an Mikronährstoffen wie Vitamin A, Vitamin K, Folsäure, Eisen und Zink. Gerade Eisen und Zink können in einer pflanzlich basierten Ernährung zu kurz kommen. Mit Linsen ist man jedoch gut versorgt. Bis ins 20. Jahrhundert wurden Linsenpflanzen noch in Deutschland angebaut. Weil es aufwendig ist, die kleinen Samen zu ernten und zu reinigen, verloren die Bauern jedoch das Interesse. Heute kommen diese vor allem aus Indien und Kanada. Linsen brauchen karge Böden, wie etwa in der Schwäbischen Alb. Dort kultiviert ein Bauernhof-Kollektiv seit den Achtzigern wieder regionale Linsen. Auch in Hessen keimt der Anbau erneut auf. Falls Sie mal dort sind: Halten Sie nach der Gemeinde namens Linsengericht Ausschau.

Kichererbsen werden seit Jahrtausenden im Mittelmeerraum angebaut. Püriert und gewürzt mit Sesampaste und Zitronensaft, sind sie das Gericht, das den Nahen Osten gleichermaßen vereint und spaltet: Hummus ist das arabische Wort für Kichererbse. In Israel gehört der sämige Dip zur traditionellen Küche – genau wie in den arabischen Nachbarländern. Darum, wer es erfunden hat, wird in der Region jedoch seit Langem gestritten. Das ist schade, da Kichererbsen jede Küche bereichern. Sie regelmäßig zu essen kann zum Beispiel helfen, den Cholesterinspiegel und das Gewicht in Balance zu halten.

In Schwarzbohnen, Kidneybohnen, Leber, Nieren, ebenso wie in Pilzen kommt Ergothionein vor. Diese Aminosäure wird nicht vom Körper produziert, sondern muss mit der Nahrung aufgenommen werden. Sie ist zellschützend und wirkt gegen oxidativen Stress. Zusätzlich reduziert sie chronische Entzündungsreaktionen und verbessert vor allem die geistige Leistungsfähigkeit. Die orale Verabreichung bei Mäusen wirkte antidepressiv. Bei Mäusen und bei Menschen besserte sich auch die Gedächtnisfunktion. Und sie schützt vor stressbedingten Schlafstörungen. Mein Tipp: Nehmen Sie getrocknete Bohnen, die Sie über Nacht in Wasser einweichen. Sie werden dann gleichmäßiger gar und sind außerdem leichter verdaulich.

Spargel ist nur saisonal erhältlich – sehr schade. Denn er fördert die Magen-Darm-Funktion, schützt vor freien Radikalen, hilft bei Entzündungsprozessen, hebt die Stimmung und verbessert die Kognition, also das Gedächtnis. Eine schlaffördernde Wirkung hat er auch. Bei Mäusen konnte mit einem Pulver aus Spargel der Schlaf verbessert werden, wenn ihnen 40 Milligramm pro Kilogramm Körpergewicht zugefüttert wurden. Eine Untersuchung mit 150 Milligramm Spargelextrakt für 28 Tage hat gezeigt, dass sich die teilnehmenden Personen damit weniger müde fühlten und morgens frischer aufwachten. Sowohl der Traum- als auch der Nicht-Traumschlaf profitieren. Probieren Sie das Rezept für überbackenen Spargel auf Seite 250.

Hinter der Bezeichnung grünes Blattgemüse versammelt sich eine große Gruppe von Gewächsen, die alle den Titel Superfood verdienen: darunter Kopfsalat, Feldsalat und Rucola, alle Kohlarten, Spinat, die Blätter von Mangold sowie wilde Kräuter wie Brennnessel oder Löwenzahn. Wegen ihrer Antioxidantien werden ihnen entzündungshemmende Eigenschaften zugeschrieben. Spinat zum Beispiel ist reich an Quercetin, einem gelben Pflanzenstoff, der das Immunsystem stärken soll. Ein kleiner Ausschnitt aus der Salatbar? Je nach Sorte finden sich darin in unterschiedlichen Mengen: Folsäure, verschiedene Vitamine,

Kalzium, Kalium, Mangan, Zink und Eisen. Roh sind diese Nährstoffe meist in höherer Konzentration enthalten. Manche, wie die fettlöslichen Vitamine A und E, macht das Erhitzen für den Körper besser verfügbar. Deshalb gilt: mal roh genießen, mal kurz und bissfest gegart. Selbst Rot- oder Grünkohl ist roh sehr lecker. Abends allerdings nur in Maßen, weil die Verdauung sonst zu viel zu tun hat. Das kann den Schlaf stören.

AUF EINEN BLICK:

- Favoriten beim Gemüse sind Tomaten, Avocado, grünes Blattgemüse, Schwarz- und Kidneybohnen sowie Linsen, Kichererbsen und Spargel.

Kapitel 17

OBST

Die schlaffördernde Wirkung von Obst ist in vielen Untersuchungen erwiesen. Das mag am natürlich enthaltenen Zucker liegen, der langsamer verdaut wird als der zugesetzte in anderen süßen Snacks. Oder an den vielen schlaffördernden Inhaltsstoffen. So enthalten Kirschen und Erdbeeren zum Beispiel Melatonin. Nun raten Ernährungsexperten jedoch, Obst eher am Morgen und nicht so viel am Abend zu essen. Das hat unter anderem damit zu tun, dass Obst Verdauungsprobleme bereiten kann. Die abendliche Energiezufuhr mag zudem die Fettproduktion anregen, was wach macht. Als morgendlicher Gute-Launer-Bringer oder gegen den Süßhunger zwischendurch kann ich es aber uneingeschränkt empfehlen. Knackige Birnen, saftige Wassermelonen, würzige Äpfel, festfleischige Kakis oder samtige Himbeeren – jede Saison hat ihre eigenen Farben und Geschmacksnoten. Und wie beim Gemüse ist die Abwechslung hier ein absolutes Plus.

Obstmuffel gewinnt man mit einem Trick, den schon meine Mutter angewendet hat: Schneide den Apfel oder die Orange in kleine Stücke und stelle den Familienmitgliedern den gefüllten Teller vor die Nase. Dann wird auch zugegriffen. Heißt es nicht: »An apple a day keeps the doctor away«? Also ein Apfel am Tag erspart den Doktor.

Der Champion für den Schlaf ist jedoch die Kirsche. Das zeigt sich an der Anzahl der wissenschaftlichen Untersuchungen, die zum Teil aber auch von der Kirschenindustrie gefördert wurden. Eine adäquate Förderung von angewandter Forschung wünschte man sich für alle potenziell schlaffördernden Lebensmittel! Am besten gefördert von unabhängigen Institutionen. Wer weiß, wer dann der Champion wäre. Wie in allen Obst- und Gemüsesorten und Nüssen stecken auch in Süß- und Sauerkirschen sogenannte Polyphenole. Das sind sekundäre Pflanzenstoffe, denen die Früchte ihre Farbe, den Geschmack und die Bitterstoffe verdanken. Bei Sauerkirschen hemmen einige dieser Stoffe den Abbau von Tryptophan im Körper. Es steht folglich mehr davon zur Verfügung, um daraus Melatonin zu bilden. Dazu kommen die Vitamine A, C und E. All das fördert den Schlaf. Sehr gut untersucht ist dies bei den in den USA angebauten Montmorency-Kirschen, die in unseren Breiten jedoch nicht angebaut und vertrieben werden. Aber auch andere Kirschen scheinen einen Effekt zu haben. In einer Studie konsumierten Probanden drei Tage entweder 141 Gramm Süßkirschen (25 Kirschen) pro Tag oder fünf Tage 240 Milliliter Sauerkirschsaft (was dem Saft von etwa 100 Kirschen entspricht) pro Tag. Diese kurze Zeit von drei bis fünf Tagen genügt bereits, um die Teilnehmer besser schlafen zu lassen.

Auch bei älteren weiblichen schlechten Schläfern konnte man zeigen, dass Sauerkirschen die insomnischen Beschwerden lindern. Sie aßen morgens und abends je 227 Gramm und lagen infolge nachts weniger wach. In den sozialen Medien sind es überwiegend junge Frauen, die sich vor der Kamera einen »Sleepy Girl Mocktail« mischen. Dieser selbst gemachte Einschlafdrink aus Sauerkirschsaft, Mineralwasser und Magnesium soll sofort müde machen. Frische Früchte sind Saft oder Konzentrat jedoch immer vorzuziehen. Und man geht nicht jeden Trend mit und eine Wirkung ist nicht garantiert! Besonders gut machen sich die Früchte jedoch in den kretischen Kichererbsen mit Spinat und Sauerkirschen auf S. 251.

Den Kirschen folgt hinsichtlich ihrer schlaffördernden Eigenschaften die Kiwi, ein wahres Reservoir an Serotonin. Vier Wochen lang zwei Kiwis, eine Stunde vor dem Zubettgehen gegessen, verbessern die objektiv gemessene Schlafdauer um 17 Prozent und die Schlafeffizienz um 2,4 Prozent. Subjektiv, also mittels Selbsteinschätzung, nimmt auch der Anteil an den nächtlichen Wachphasen ab. Die Einschlafzeit verkürzt sich demnach ebenfalls. Kiwis enthalten neben Serotonin die Vitamine C und E und K, Folat, Lutein, Natrium, Kupfer und Ballaststoffe. Frisch, versteht sich. Aus der Dose oder in der Marmelade bringen sie nur noch einen Bruchteil dieser Bestandteile mit. Folat ist in der Schlafforschung von besonderem Interesse. Es ist ein wasserlösliches Vitamin, dessen Mangel zu Schlafstörungen und unruhigen Beinen, dem sogenannten Restless-Legs-Syndrom führen kann. Eine Kiwi-Kur ist in diesem Fall einen Versuch wert – vielleicht ergänzend zu anderen Maßnahmen wie Kaffeeverzicht und Magnesiumzufuhr.

Was haben wir noch als Einschlafhilfen im Obstkorb? Da wäre einmal die Ananas, die Niacin und Tryptophan enthält, sowie die Banane. Bananen punkten unter anderem mit Kalium, Kalzium, Magnesium und Tryptophan. Und sie sind im Allgemeinen gut verträglich, also magenfreundlich. Und noch ein Tipp für Hundebesitzer, der von meiner Frau kommt. Braucht Ihr Liebling eine Tablette, dann stecken Sie diese in ein Stück Käse oder Wurst oder eben in eine Banane. Mag der Hund Banane, dann haben Sie ihm etwas Gesundes verabreicht und die Medizin untergejubelt.

AUF EINEN BLICK:

- Besonders schlafförderndes Obst sind Kirschen, Erdbeeren, Kiwi, Ananas und die Banane. Obst kann tagsüber und sollte abends nur gegessen werden, wenn die Verdauung es mitmacht.

Kapitel 18

NÜSSE

Die Deutschen essen mehr Nüsse – und das nicht nur in der Adventszeit. Lag der Verbrauch pro Kopf im Zeitraum 2010/11 noch bei 4,5 Kilogramm pro Jahr, sind es mittlerweile 5,3 Kilogramm. Auch ich mag sie. Von meiner letzten Reise habe ich Chili-Cashew-Nüsse mitgebracht. Für alle, die es etwas pikanter mögen, wie meine Kinder, ein Genuss. Was viele nicht wissen: Nüsse sind eigentlich Obstsorten, deren Fruchtkern in einer besonders harten Schale steckt. Es lohnt sich, diese zu knacken. Mandeln, Pistazien, Haselnüsse, Walnüsse, Macadamias oder Cashewkerne, um nur einige zu nennen, sind voller Vitamine und Mineralstoffen. Abhängig von der Sorte bieten sie etliche gesundheitliche Vorteile, darunter niedrigeren Blutdruck, verbesserte kognitive Funktionen, einen niedrigeren Cholesterinspiegel und gegebenenfalls einen besseren Schlaf.

Eine Studie konnte zeigen, dass nur 30 Gramm Nüsse täglich das Risiko für Herz-Kreislauf-Erkrankungen um erstaunliche 21 Prozent senken. In der schon mehrmals zitierten mehrjährigen Ernährungsbefragung unter Krankenschwestern stellte sich heraus, dass jene, die im mittleren Alter regelmäßig Nüsse aßen, eine größere Wahrscheinlichkeit hatten, sich im fortgeschrittenen Alter gesünder und wohler zu fühlen. Insbesondere auch für Ältere ist ein täglicher Konsum von Nüssen wertvoll, besonders dann, wenn die sonstige Ernährung nicht optimal ist. Bei 9 916 über 70-Jährigen zeigte sich eine gesündere Lebensqualität (ohne Behinderungen) im Verlauf von vier Jahren, wenn sie regelmäßig Nüsse konsumierten. Und obwohl Nüsse viel Fett enthalten, machen sie nicht automatisch dick. Denn das Fett, aber auch die Ballaststoffe und die Proteine fördern das Sättigungsgefühl. Man hat weniger Heißhungerattacken und sogar der Darm profitiert davon. Sehr wahrscheinlich nehmen wir, wenn wir Nüsse snacken, auch nicht alle in den Nährwerttabellen angegebenen Kalorien zu uns. Ein Teil wird unverdaut wieder ausgeschieden. Bevor Sie jetzt motiviert eine Tüte geröstete Mandeln wegknuspern: Die Deutsche Gesellschaft für Ernährung empfiehlt eine Handvoll Nüsse pro Tag, was etwa 25 Gramm entspricht.

Nuss ist nicht gleich Nuss. Sie unterscheiden sich nicht nur geschmacklich, sondern auch in ihren Nährstoffen. Pistazien zum Beispiel enthalten viel Kalium. Wir brauchen dieses für die Funktion von Gehirn und Muskeln, nehmen aber nicht immer genug davon auf. Lutein und Zeaxanthin, zwei in Pistazien vorkommende Carotinoide – also farbige Pflanzenstoffe –, scheinen ebenfalls die Gehirnfunktion zu unterstützen. Dazu haben Pistazien etwas mit Sojabohnen gemein: Sie enthalten alle neun essenziellen Aminosäuren, gelten deshalb als vollwertiges Protein. Und das bei moderaten Kalorien, verglichen mit anderen Nüssen. Und Pistazien enthalten Melatonin und fördern auch eine bessere Wirkung des körpereigenen Melatonins. Damit können sie vor allem einschlaffördernd wirken.

Geht es um die Ballaststoffe, sind es Mandeln, die auf der Rangliste oben stehen. In ihnen stecken davon mehr als in jeder anderen Nuss. Dazu bieten sie Vitamin E, förderlich für Immunsystem und Gefäße. Außerdem unterstützt ihr Magnesiumgehalt den Schlaf. In iranischen Anwendungsbeobachtungen konnte gezeigt werden, dass ein Mandelkonsum oder Mandelöl, zum Beispiel abends für 30 Tage angewandt, Schlafbeschwerden, also Ein- und Durchschlafstörungen und deren Folgen am nächsten Tag bessern konnte. Erdnüsse sind eigentlich gar keine Nüsse, sondern Hülsenfrüchte. Sie ähneln in den Nährstoffen deswegen eher Bohnen, sind eiweißreich und haben mehr Folsäure als die anderen Nüsse. Paranüsse sind eine hervorragende Quelle für Selen, das die Schilddrüse braucht. Zwei bis drei Stück am Tag sind genug, denn zu viel Selen ist schädlich.

Die größten Chancen bei »Deutschland sucht die Supernuss« hat jedoch die Walnuss. Das liegt an ihren üppigen Omega-3-Fettsäuren – ein absoluter Bonus. Ihre Eiweiße schützen vor Demenz und Gedächtnisproblemen. Ihre Ellagsäure, ein sekundärer Pflanzenstoff, der unter anderem auch in Himbeeren und Brombeeren zu finden ist, hilft, geschädigte Zellen zu vernichten. So können sich diese nicht zu Krebszellen weiterentwickeln. Zudem weisen Walnüsse eine hohe Konzentration an Tryptophan auf und enthalten, wie übrigens auch Mandeln, Melatonin. Zusätzlich ist auch Glutamat nachgewiesen. Und noch eine positive Wirkung von Walnüssen. Bei vier Studien mit insgesamt circa 800 Teilnehmern verbesserten Walnüsse die Funktion der Spermien. Die Probanden aßen täglich etwa 75 Gramm, was 15 Walnüssen entspricht. Für eine schlaffördernde Wirkung können 40 Gramm ausreichen. Auf S. 252 finden Sie ein Rezept für Georgisches Rindfleisch mit Walnüssen.

Und weil Nüsse prima mit Trockenfrüchten schmecken, möchte ich diese zumindest erwähnen. Datteln sind in arabischen Ländern ein Hausmittel bei leichten Schlafproblemen – wohl wegen ihres Tryptophangehalts. Feigen und Rosinen wird ebenfalls ein positiver Effekt auf den Schlaf nachgesagt. Sicher ist: Sie sind ein gesunder kleiner Snack oder Teil des Dinners.

AUF EINEN BLICK:

- Nüsse sind kleine Kraftpakete. Sie haben zwar viel Fett, aber stecken voller Ballaststoffe, Vitamine und Mineralstoffe, von denen einige schlaffördernd sind.

Kapitel 19

GEWÜRZE

Duftet die Küche nach Zimt, weckt das bei vielen Erinnerungen an die Weihnachtszeit. Für manche ist es jedoch ein Signal, dass eine angenehm stille Nacht bevorsteht. Denn bestimmte Gewürze wirken beruhigend auf das zentrale Nervensystem. Zimt ist hier ein vielversprechender Kandidat: In seiner Heimat Indonesien wird er seit Generationen als Heilmittel eingesetzt, unter anderem, um Schlaflosigkeit zu bekämpfen. Es gibt dazu noch nicht allzu viele wissenschaftliche Untersuchungen. Allerdings deuten Ergebnisse darauf hin, dass Zimt auch den Blutzuckerspiegel senkt und die Fettverbrennung anregen kann. Und er hat eine nicht zu unterschätzende Superkraft: Er lässt süße Speisen süßer schmecken. Milchreis oder Plätzchen brauchen also weniger Zucker, wenn sie mit Zimt gewürzt sind.

Wissenschaftlich belegt ist die Wirkung von Rosmarin auf den Schlaf. Studenten, die einen Monat lang zwei Mal täglich 500 Milligramm Rosmarin zu sich nahmen, litten deutlich weniger unter Angstzuständen, konnten sich Dinge besser merken und schliefen erholsamer. Safran enthält ein Carotinoid namens Crocetin. Dieses erhöht die mit einer Schlafmessung nachweisbare Delta-

Power im Schlaf. Das sind die langsamen Hirnwellen, die im Tiefschlaf auftreten. Nimmt man pro Tag für sechs Wochen 15,5 Milligramm, geht das Einschlafen schneller, man schläft länger und subjektiv besser. Das zeigten belgische und spanische Wissenschaftler in einer Studie mit 66 Personen. Besonders wirksam scheint Safran bei depressiven und ängstlichen Schlafgestörten zu sein. Das sind laut meiner Erfahrung etwa 40 Prozent der schlecht Schlafenden.

Muskat gehört ebenfalls zu den Gewürzen, die bei Durchschlafstörungen helfen. Dafür sollten abends bis zu zwei Gramm eingenommen werden. Aber bitte nicht mehr: Von zu viel Muskat kann einem übel werden. Interessanterweise verstärkt sich die beruhigende Wirkung, wenn Muskat aufgekocht wird. Insbesondere in selbst gemachten Schlummerdrinks entfaltet er dann sein pfeffrig-holziges Aroma. Hafermilch mit Muskat, Zimt und etwas Ahornsirup aufgekocht und dann durch ein Tuch gegossen, ist ein wirklich wohliges Getränk. Das gilt auch für die trendige sogenannte Golden Milk. Sie heißt so, weil Kurkuma ihr eine schöne goldene Farbe verleiht. Die Basis ist meist Mandelmilch, die mit Kurkuma, Ingwer, schwarzem Pfeffer, Zimt und einer Prise Muskat gewürzt wird. Gesüßt wird sie entweder mit Datteln oder Agavendicksaft. Abseihen empfiehlt sich auch hier. Sonst muss man von den Gewürzen husten. In der ayurvedischen Lehre gilt die goldene Milch seit Jahrhunderten als heilendes Getränk. Das enthaltene Kurkuma kann durch sein Curcumin bei entzündlichen Erkrankungen, Diabetes und Alzheimer nützlich sein. Das Curcumin hat auch einen positiven Effekt auf die Darmflora, indem es diejenigen Bakterien fördert, die anti-entzündliche Substanzen wie die kurzkettigen Fettsäuren produzieren.

Das Rezept für einen Hokkaidokürbis mit Muskat und Zimt finden Sie auf Seite 253.

AUF EINEN BLICK:

- Zu den schlaffördernden Gewürzen gehören in alphabetischer Reihenfolge Muskat, Rosmarin, Safran und Zimt.

Kapitel 20

GETRÄNKE

»Tee trinken heißt, den Lärm der Welt zu vergessen«, besagt ein Sprichwort. Es fasst die Qualität dieses Getränks wunderbar zusammen. Tee kann Ruhe schenken. Kräutertees eignen sich hier besonders. Aber auch der klassisch vom Teestrauch gewonnene kann Stress reduzieren und sich wohltuend auf die Nachtruhe auswirken. Entscheidend sind hier die Herstellung und Zubereitung.

Tee wird in verschiedene Sorten eingeteilt: Es gibt zum Beispiel schwarzen, weißen, grünen oder Oolong-Tee. Grundlage ist immer dieselbe Pflanze: Camellia sinensis. Es ist die Herstellung, die hier die »Farbe« bestimmt. Ein schwarzer Tee besteht aus Blättern, die vor dem Trocknen welken und fermentieren. Oolong-Tee ist halbfermentiert, grüner Tee hingegen unfermentiert. Er wird gedämpft oder geröstet. Weißer Tee ist so minimal verarbeitet, dass die feinen Härchen auf den Blättern noch als heller Flaum zu sehen sind.

Weißer und schwarzer Tee haben laut einer Untersuchung einen ähnlichen Koffeingehalt. Der von grünem liegt etwas darunter. Gerösteter Tee ist wegen seiner Popcorn-Aromen nicht nur extrem lecker, sondern soll auch besonders koffeinarm sein. Wie viel Koffein eine Tasse hat, hängt jedoch hauptsächlich von der Ziehdauer, der Wassertemperatur und der Anzahl der Aufgüsse ab. Niedrigere Brühtemperaturen zum Beispiel senken den Gehalt. Ein zweimaliger Aufguss auch. Soll aus dem Earl Grey ein Decaf werden, hängt man den Teebeutel für 30 Sekunden in kochendes Wasser, kippt dieses weg, überbrüht den Beutel noch mal und lässt ihn wie gewohnt ziehen. Mit dem Koffein schüttet man leider auch einen Teil der Bitterstoffe und damit Geschmack weg. Aber immerhin muss man nicht auf den Lieblingstee verzichten, nur um schlafen zu können.

Verallgemeinernd sind in einer Teetasse circa 6 bis 30 Milligramm Koffein. Zum Vergleich: der Espresso hat 30 bis 50 Milligramm. Trinken Sie also abends den grünen Tee mit wenig Koffein und morgens, besonders nach einer kurzen Nacht, eine Tasse »normalen« grünen Tee oder Ihren geliebten Kaffee.

»Medizin war der Tee zuerst. Getränk wurde er danach«, lautet ein Zitat aus Japan. Gemacht haben diese Entdeckung aber wohl die Chinesen. Hinweise auf seine Verwendung datieren in China bis 3000 v. Chr. zurück. Seitdem wurde die Wirkung von Tee auf die Gesundheit umfassend untersucht. Studien besagen, dass regelmäßiges Teetrinken den Cholesterinspiegel senken kann. Es mindert auch das Risiko für Bluthochdruck, Krebs und Erkrankungen des Herz-Kreislauf- und Nervensystems. Das liegt unter anderem an seinen antioxidativen, antimikrobiellen und entzündungshemmenden Eigenschaften.

Abhängig von der Sorte stecken im Tee viele Polyphenole, zum Beispiel Quercetin, das ja auch im Spinat enthalten und gut fürs Gedächtnis und die Knochen ist. Seine interessanten Noten erhält Tee unter anderem durch seine Tannine und Catechine, die ebenfalls zu den Polyphenolen zählen. Beides sind Gerbstoffe, schmecken also bitter. Pflanzen schützen damit ihre Rinde oder Blätter vor fresslustigen Insekten. Die Ernährung unserer Vorfahren enthielt noch sehr viel mehr Bitterstoffe. Heute sind diese aus vielen Obst- und Gemüsesorten weggezüchtet. Tees sind eine Ausnahme und das ist gut so: Gerbstoffe haben antioxidative Eigenschaften und stimulieren das Immunsystem. Bekommt man zu wenig Schlaf, können die Catechine die negativen Auswirkungen des Schlafdefizits mindern.

Grüner und weißer Tee sind reich an Theanin. Von dieser Aminosäure wird angenommen, dass sie Koffein abpuffert. Sie kann den Tiefschlaf zudem positiv beeinflussen. Nebenbei erhöht sie die Fettoxidation, den Fettabbau im Schlaf. Klassische Tees eignen sich gut, um Hunger zwischen den Mahlzeiten zu mindern. Das gilt übrigens auch für die Versionen aus Minze und Löwenzahn. Ich empfehle den eher guten Schläfern und Teeliebhabern abends eine Tasse Hōjicha, gerösteten Grüntee, oder Kukicha, beide vergleichsweise koffeinarm. Und morgens, besonders nach einer kurzen Nacht, eine Tasse Shincha. Das ist die neue Ernte.

Das Teegetränk wird kein Allheilmittel sein, aber mit dem Wissen um den schlaffördernden Effekt von Koffein-armem Tee, insbesondere Kräutertees, und dem Wissen um den gesunden Geist fördernden Effekt von morgendlichem grünen Tee gehen Sie gestärkt in den Tag.

Kinder bevorzugen als Einschlafdrink sicher den Kakao. Sein Pulver – ich meine hier die ungesüßte Variante – enthält sogenannte Flavanole, eine Untergruppe der Pflanzenfarbstoffe Flavonoide, die wiederum zu den Polyphenolen gehören. Sie finden sich unter anderem auch in Beeren und Kaffee und grünem Tee. Flavanole können die altersbedingten Veränderungen der Blutgefäße effektiv abmildern. In einer großen Studie zeigte sich, dass Teilnehmer, die regelmäßig Kakaoextrakt zu sich nahmen, ihr Risiko, an einer Herz-Kreislauf-Erkrankung zu sterben, damit senkten. Bei Mäusen beruhigte Kakao diejenigen, die eine durch Stress bedingte chronische Schlafstörung hatten. Wenn Ihre »Mäuse« also abends nach Kakao verlangen, sagen Sie Ja: Er ist etwas fürs Herz und den Schlaf. Und nicht nur dafür. Viele Polyphenole sammeln sich im Dickdarm an und werden dort von der Darmmikrobiota verstoffwechselt, wodurch bioaktive Metaboliten entstehen, die die Wahrnehmung und das emotionale Wohlbefinden bessern. Und wer kann das nicht gebrauchen?

Eher für Erwachsene: das warme Bier, ein spezieller Schlummertrunk. Hier machen zum einen die Wärme und der Alkohol müde, zum Teil jedoch auch der Hopfen. Seit der Antike nutzen Menschen diese der zur Familie der Hanfgewächse zählende Schlingpflanze als die Nerven stabilisierendes, entzündungshemmendes und blutzuckersenkendes Mittel. Ihre beruhigende Wirkung soll hauptsächlich den Flavonoiden, darunter Bittersäuren, zu verdanken sein. Eine dieser Säuren heißt Humulon. Offenbar kann sie die für den Botenstoff GABA empfindlichen Rezeptoren so beeinflussen, dass sich dessen Wirkung verstärkt. GABA hemmt die Aktivität der Nervenzellen – vereinfacht gesagt, sorgt er für Ruhe im Gehirn. Ebenfalls zu den Flavonoiden zählt Xanthohumol. Dieses bindet auch an die GABA-Rezeptoren und wirkt dadurch schlaffördernd. Es hat zudem eine antikanzerogene Wirkung, schützt also vor Krebs. Interessant für Frauen: Das im Hopfen enthaltene Phytoöstrogen hilft gegen Hitzewallungen in den Wechseljahren. Und da warmes Bier ohnehin nicht schmeckt, empfehle ich eher einen Hopfentee. Dann entfaltet der Hopfen seine Kräfte, ohne dass der Alkohol dazwischen funkt.

✦

AUF EINEN BLICK:

- Tee hat viele der Gesundheit förderliche Eigenschaften. Abhängig von der Sorte und Zubereitungsweise kann er jedoch wach machen oder den Schlaf fördern. Den sensiblen und schlechten Schläfern ist der Kräutertee zu empfehlen. Kakao macht müde und schützt vor Herz-Kreislauf-Erkrankungen. Hopfen hat eine lange Tradition als Schlaf- und Beruhigungsmittel. Er wirkt auch im Bier, doch Alkohol sollte nicht als Dauer-Einschlafhilfe genutzt werden.

Kapitel 21

WUNDERBARE PILZE UND WILDE PFLANZEN

Andere Länder, andere Schlafsitten: In Japan ist das Konzept des Inemuri weit verbreitet. Es beschreibt einen Zustand, in dem ein Mensch zwar anwesend ist, aber schläft. So wie beim Nickerchen in der U-Bahn oder am Arbeitsplatz. Dieses gilt als Zeichen von Fleiß und Engagement – die Person hat so hart gearbeitet, dass sie nun eine kurze Pause benötigt. In Spanien und anderen südeuropäischen Ländern ziehen sich die Menschen zur Siesta zurück. Die traditionelle Mittagspause ist ein Weg, der Hitze zu entgehen und vielleicht ein wenig zu ruhen. Bei den !Kung, einer indigenen Gemeinschaft in Botswana, gibt es keine festen Schlafenszeiten. Wer müde ist, schließt die Augen, unabhängig von Tageszeit oder fixen Zeitplänen. Und in skandinavischen Ländern, wo das Tageslicht je nach Saison stark variiert, helfen im Sommer Verdunkelungsvorhänge und im Winter künstliches Licht dabei, die gewohnten Schlaf-Rhythmen beizubehalten.

So wie Schlaf in verschiedenen Kulturen unterschiedlich bewertet und gestaltet wird, haben sich überall auf der Welt andere schlaffördernde Mittel etabliert. Wir haben heute die Wahl zwischen einer Fülle von Zutaten, die alle das Potenzial haben, unsere Nächte entspannter und erholsamer zu machen. Viele von ihnen haben Sie jetzt schon kennengelernt. Leider sind noch längst nicht alle Hausmittel, Heil- und Arzneipflanzen hinsichtlich ihrer Wirkung auf den Schlaf untersucht. Ich stelle Ihnen deshalb nur eine weitere Auswahl vor.

Mönchspfeffer zum Beispiel ist eine altbekannte Heilpflanze aus dem Mittelmeerraum. Sie wächst an Flüssen und in Küstennähe, befestigt dort die Ufer. Im Sommer blüht sie prächtig violett. Im Herbst trägt sie kleine schwarze Beeren, die an Pfefferkörner erinnern und auch eine pfeffrige Note haben. Wie der Name erraten lässt, wurden diese von Mönchen benutzt. Es hieß, Mönchspfeffer drossle die Libido. Die moderne Wissenschaft hat gezeigt, dass die Mönche falschlagen. Mönchspfeffer hat keinen negativen Einfluss auf den Sexualtrieb. Im Gegenteil: Bei Frauen kann er diesen fördern. In der Frauenheilkunde hat sich der Wirkstoff als sanfte Methode etabliert, um die Symptome des prämenstruellen Syndroms zu lindern, zum Beispiel spannende Brüste. In der Menopause hilft er gegen Stimmungsschwankungen und Hitzeschübe. Die Studienlage ist nicht richtig gut. Aber schon in der Antike griffen Frauen zu Mönchspfeffer, um hormonell bedingte Beschwerden auszubalancieren. Dieser kann den Prolaktinspiegel senken, was wiederum das Gleichgewicht zwischen Östrogen und Progesteron beeinflusst. Indem er den Hormonhaushalt reguliert und Frauen von ihren Beschwerden befreit, verhilft er ihnen wahrscheinlich auch zu erholsamerem Schlaf. Denn Östrogen ist schlaffördernd und Progesteron kann es auch sein. Aber die Dosis machts. Zu hohe Werte stören den Schlaf. Die wechselnden Konzentrationen dieser beiden Hormone während des Menstruationszyklus sind mitverantwortlich für Zyklus-abhängige Schlafprobleme.

Mit ihren aufsehenerregenden Blüten bereichert die Passionsblume den Garten. Im Tee punktet sie als fröhliche Stressreduziererin. Dieser schmeckt nicht nur süß. Er kann auch den Blutdruck senken. Von den mehr als 500 Arten der Passionsblumengewächse gehört die im Südosten der USA beheimatete Passiflora incarnata zu denen, die besonders schlaffördernd wirken. Als Tee sollte sie regelmäßig mindestens eine Woche, aber gern bis zu acht Wochen getrunken werden. So kann dieser seine Wirkung entfalten.

Noch eine Gartenschönheit: die Magnolie aus China und Japan. In der traditionellen Medizin dieser Länder kommt ihre Rinde zum Einsatz. Sie soll unter anderem gegen Angstzustände und Verdauungsbeschwerden helfen. Magnolienrinde ist reich an Polyphenolen. Dazu zählen Magnolol und Honokiol. Ihnen wird der größte medizinische Wert zugeschrieben. Studien an Mäusen zeigen, dass Magnolol deren Einschlafzeit verkürzen kann. Magnolienrinde gilt zudem als GABA-Booster. Eine erhöhte GABA-Aktivität hilft, Angst zu reduzieren, und fördert den Schlaf. Studien zufolge kann das Einschlafen damit schneller klappen, während sich Traum- und Nicht-Traumschlaf verlängern. Indem Magnolienrinde den Spiegel des wachmachenden Hormons Adrenalin senkt, lässt sie einen zur Ruhe kommen.

Der chinesischen Gartenkunst verdanken wir die Asiatische Pfingstrose. Seit dem 16. Jahrhundert blüht diese Päonie in europäischen Gärten und Parks. In ihren Wurzeln produziert sie einen Wirkstoff namens Paeoniflorin. Er hat sich als Hilfe bei Autoimmunerkrankungen etabliert, soll aber auch das Herz-Kreislauf-System schützen. In Studien zeigte er eine beruhigende und einschläfernde Wirkung und verlängerte den Nicht-Traumschlaf, also den mitteltiefen und Tiefschlaf.

Ebenfalls seit Jahrhunderten in China und Japan als Heilpilz genutzt ist der Lingzhi, auf japanisch Reishi. Er zählt, wie einige andere der hier genannten Arten, zu den Adaptogenen. Darunter versteht man Heilpflanzen oder -pilze, deren Inhaltsstoffe den Organismus im Gesamten widerstandsfähiger machen: Sie stoßen körpereigene Prozesse an, die zum Beispiel das Immunsystem stärken, das Denkvermögen verbessern oder dem Körper helfen, sich an Stress verursachende Situationen anzupassen. Reishi gilt unter anderem als antioxidativ, entzündungshemmend und immunstärkend. Positiv auf den Schlaf wirkt er möglicherweise über das Mikrobiom.

An Popularität gewonnen hat hierzulande die Schlafbeere, im Sanskrit Ashwagandha. Sie wächst unter anderem in Afrika, auf der Arabischen Halbinsel und in Asien. Ihre Früchte sehen aus wie Physalis, die kleinen orangefarbenen Kugeln, die es bei uns manchmal in der Obstabteilung gibt. Sie sind zwar ähnlich reich an Vitaminen, gelten aber als ungenießbar. In der altindischen Ayurveda-Medizin hat die Pflanze jedoch ihren festen Platz. Sie wird als stärkendes und aufbauendes Mittel verordnet sowie bei Erregungszuständen und Schlafstörungen.

Es ist wissenschaftlich untersucht, dass mindestens 150 Milligramm müde machen können und man damit besser schlafen kann. Bei Schlafgestörten braucht man mehr als 600 Milligramm pro Tag, damit sich der Schlaf über den Verlauf von mehr als acht Wochen leicht bessert. Aber Vorsicht vor Selbstversuchen mit im Internet angepriesenen Produkten. Zumindest Teebeutel mit Ashwagandha können Sie unbedenklich probieren. Ich habe es getan, aber leider keine Wirkung bemerkt.

In der sogenannten Mondmilch hat Ashwagandha-Pulver auch einen Auftritt als eine der Schlummerzutaten. Dafür mixt man Hafermilch mit Zimt, Kurkuma, Ashwagandha, Kardamom, frischem Ingwer, Muskatnuss und gemahlenem Pfeffer. Manche Rezepte enthalten zudem Reishi-Pulver. Dattelsirup nimmt dem Getränk die bittere Note des Ashwagandha. Es empfiehlt sich, die Milch vor dem Trinken durch ein Tuch zu gießen. Für den extra wohligen Effekt genießt man sie warm.

Das Spaltkörbchen ist ein traditionelles chinesisches Arzneimittel, das seit Jahrhunderten zur Behandlung von Schlaflosigkeit eingesetzt wird. Die kleinen roten Beeren der auch als Schisandra bekannten Pflanze sind reich an Vitaminen und Mineralstoffen. Ihr Geschmack wird als sauer, süß, bitter, scharf und salzig beschrieben. Vielleicht greifen viele Menschen deswegen eher zu Kapseln oder Pulver.

Maca wächst auf 2800 bis 4500 Meter Höhe in den peruanischen Anden. Die Pflanze ist Nahrungs- und Heilmittel zugleich. Ihre süßlich schmeckenden Knollen werden gebacken, zu Brei oder Mehl verarbeitet. Sie haben einen hohen Anteil an essenziellen Aminosäuren, Fettsäuren sowie Eisen und Kalzium. Es gibt Hinweise darauf, dass die Maca-Pflanze bei der Behandlung von Symptomen während der Perimenopause, einschließlich Schlaflosigkeit, helfen könnte.

In den Wäldern des nördlichen Koreas, aber auch anderen asiatischen Ländern ist der Ginseng zu Hause. Die Bezeichnung umfasst verschiedene Pflanzenarten. Für medizinische Zwecke werden vor allem der koreanische und asiatische Ginseng genutzt. Weil die Wurzel in ihrer Form an den menschlichen Körper erinnert, sagt man ihr eine ganze Reihe von Wirkungen nach. Ginseng-Energydrinks werben mit gesteigerter Produktivität und besserem Gedächtnis. Die traditionelle chinesische Medizin verordnet ihn bei Schwäche und Erschöpfungszuständen. Laut einer Studie enthält Ginseng Antioxidantien, die das Immunsystem stärken. In asiatischen Ländern greifen Menschen traditionell zu Ginseng als Beruhigungsmittel. Beim Schlaf gehen die Hinweise dennoch in entgegengesetzte Richtungen: Zwar wird berichtet, dass Ginseng dessen Dauer verlängert. Demgegenüber stehen Anzeichen, dass zu viel davon nervös und schlaflos macht. Wer Ginseng dauerhaft und gezielt einsetzen möchte, sollte sich deshalb medizinisch beraten lassen.

Sehr stachelig ist der Igelkraftwurz, ein Strauch aus dem Nordwesten Nordamerikas. Indigene Völker dort nutzten ihn als Schmerzmittel, denn Wurzel und Stängel wirken antirheumatisch und entzündungshemmend. Für einen schlaffördernden Effekt nimmt man pro Kilogramm Körpergewicht 64 Gramm ein.

Betörend duftet die Orangenraute. Sie wächst in weiten Teilen der Welt, von Pakistan bis nach Neuguinea, und hat in der Volksmedizin ihrer Heimatländer einen festen Platz. Sie ist schlaffördernd sowie antiallergisch, antioxidantisch und antientzündliche. Zudem soll sie vor Krebs schützen. Ihr Duft erinnert an Jasmin. Im Labor haben wir einmal getestet, wie Jasminduft in unterschiedlichen Konzentrationen den Schlaf beeinflusst. Wir kombinierten diesen dazu mit Lavendel. Unseren Teilnehmern befestigten wir dazu einen mit dem Duft getränkten Tupfer auf der Brust. Die sensiblen Schläfer unter den Probanden, die den Duft mit mehr Jasminanteil nutzten, waren dadurch nachts weniger wach. Ein beruhigender Duft kann also durchaus zu einer besseren Schlafqualität beitragen.

Einen sehr typischen Geruch hat hingegen die Hanfpflanze. Das liegt an den enthaltenen Terpenen, sekundären Pflanzenstoffen. Laut einer Studie stört sich jeder zweite Deutsche an dem hanfspezifischen Duft. Das mag aber gar nicht so sehr an der Ausdünstung selbst liegen, sondern an den damit verbundenen Assoziationen: Es ist der Joint, der polarisiert. Denn wie wir Gerüche bewerten, ist nicht angeboren, sondern erziehungs- und erfahrungsbedingt. Hopfen zum Beispiel riecht durchaus ähnlich: Die beiden Pflanzen sind verwandt, der Hopfen produziert ebenfalls Terpene. Doch er hat einen deutlich besseren Ruf.

Den Hanf auf seine potenziell berauschende Wirkung zu reduzieren, wird ihm jedoch nicht gerecht. Er ist eine der ältesten und vielseitigsten Pflanzen, die der Mensch je kultiviert hat. Bereits vor 12000 Jahren verzehrte man ihn in Persien und China als Getreide. Mit seinem hohen Anteil an Eiweiß, Ballaststoffen, Vitaminen, Omega-3-Säuren und Mineralien ist der Hanfsamen sehr gesund. Das daraus gepresste Öl hat einen angenehm nussigen Geschmack. Es wird aus sogenanntem Nutzhanf hergestellt, genau wie Papier (Gutenberg druckte 1455 seine erste Bibel auf Hanf) oder Stoff (die erste Levi's bestand aus Hanffasern). Was Nutzhanf besonders macht, ist sein niedriger Gehalt an Tetrahydrocannabinol (THC). Das ist der Inhaltsstoff, der eine berauschende Wirkung hat. Ist er in hohen Mengen enthalten, spricht man von Hanf. Cannabis, eigentlich der lateinische Name, hat sich als Synonym für THC-haltige Produkte der Pflanze eingebürgert. Wie sich Cannabis auf den Schlaf auswirkt, ist bislang schwer zu sagen. Es liegen nur begrenzt Studien vor und deren Ergebnisse sind oft uneinheitlich. Ergänzend zu dem schon erwähnten, scheinen niedrige THC-Dosen dem Schlaf zum Teil zuträglich zu sein. Das liegt aus meiner Sicht vornehmlich an der beruhigenden Wirkung. Allerdings kratzt der Wirkstoff sowohl an der Länge als auch der Qualität des Traumschlafes. Hohe Dosen können die Nachtruhe offenbar verschlechtern, insbesondere bei regelmäßigem Konsum. Davon rate ich ab. Gegen einen Ausgeh-Joint am Wochenende kann ich aus schlafmedizinischer Sicht bisher kein Veto einlegen. Genau wie Alkohol sollte er aber nicht als regelmäßige Einschlafmaßnahme herhalten.

Hier eignet sich eher das im Hanf ebenfalls vorkommende Cannabidiol (CBD). Es berauscht nicht, soll unter anderem jedoch auch beruhigende und entzündungshemmende Eigenschaften haben. Als gesichert gilt der therapeutische Nutzen bislang nur bei bestimmten Formen der Epilepsie. Möglicherweise lässt sich damit jedoch auch beginnende Schlaflosigkeit behandeln. Studien deuten darauf hin, dass CBD sowohl beim Einschlafen als auch beim Durchschlafen helfen kann, unter anderem, indem es chronische Schmerzen und Angstzustände lindert. Der Einfluss auf die Schlafqualität gleicht dem THC. Es ist also eine eher indirekte Wirkung zu vermuten. Bei schweren Schlafstörungen hilft CBD nicht, wie mir viele meiner Betroffenen berichten, die dafür Geld in der Apotheke oder wo auch immer gelassen haben. Anders als THC scheint CBD unbedenklich für die Gesundheit zu sein. Die Weltgesundheitsorganisation WHO urteilte: »Beim Menschen zeigt CBD keine Auswirkungen, die auf ein Missbrauchs- oder Abhängigkeitspotenzial hinweisen. Bislang gibt es keine Hinweise auf gesundheitsbezogene Probleme im Zusammenhang mit der Verwendung von reinem CBD.«

Beide Stoffe, THC und CBD, sind sogenannte Cannabinoide. Diese interagieren mit Teilen unseres Nervensystems. Das können sie, weil unser Körper selbst solche Stoffe produziert: Sie heißen Endo-Cannabinoide. Die Vorsilbe endo bedeutet so viel wie von innen. Rezeptoren für diese Botenstoffe finden sich an vielen Stellen des Körpers. Die pflanzlichen Cannabinoide können dort genauso andocken, wie es die körpereigenen tun. So entfalten sie ihre Wirkung.

Sollten Sie CBD ausprobieren wollen: Sicherheitsstudien haben gezeigt, dass man bis zu 300 Milligramm pro Tag ohne Nebenwirkungen und Komplikationen einnehmen kann. Bei Dosen von bis zu 1,5 Gramm pro Tag zeigte sich bei einem Drittel der Untersuchten Schläfrigkeit, verringerter Appetit und Durchfall. Sicher werden weitere Studien folgen, die bessere Schlüsse über CBD als mögliche Einschlafhilfe zulassen. Aktuell gibt es von mir keine konkrete Empfehlung.

AUF EINEN BLICK:

- Die traditionelle Medizin anderer Länder hat uns eine Vielzahl an schlaffördernden Zutaten beschert. Manche sind so potent, dass sie Nebenwirkungen haben können oder zu unerwünschten Wechselwirkungen führen, wenn man sie mit bestimmten Medikamenten zusammen einnimmt. Es ist wichtig, sich darüber genau zu informieren und gegebenenfalls einen Arzt zu befragen. Generell empfehle ich, Nahrungsergänzungsmittel in der Apotheke zu kaufen und sich beraten zu lassen – und Lebensmittel, wenn möglich, in Bioqualität zu verwerten.

Kapitel 22

MIKRONÄHRSTOFFE

Mineralstoffe sind für einen funktionierenden Organismus unverzichtbar. Als Baumaterial stärken sie unsere Knochen und Zähne, sie managen unseren Stoffwechsel und regulieren unser Nervensystem. Der Körper benötigt sie in unterschiedlichen Mengen: Kalzium und Magnesium zum Beispiel verbraucht er verhältnismäßig viel. Verglichen mit der Körpermasse sind beispielsweise Eisen, Zink, Selen, Kupfer oder Mangan dagegen nur in Spuren vorhanden – daher der Begriff Spurenelemente. Mineralien und Spurenelemente sind unter anderem auch für das Wachstum und Überleben vieler Darmbakterien wichtig. Essenzielle Spurenelemente müssen mit der Nahrung aufgenommen werden, da der Körper sie nicht selbst herstellen kann. Im Folgenden widmen wir uns jenen Mikronährstoffen, die für den Schlaf unerlässlich sind.

Kurz erwähnt werden muss auch, dass wir mit der Nahrung nicht nur nützliche, sondern auch fraglich nützliche oder schädliche Substanzen aufnehmen können. Das sind sogenannte Xenobiotika, körperfremde Stoffe, die chemisch oder biotechnologisch hergestellt sind und sich beispielsweise in Medikamenten, Umweltschadstoffen, Kosmetika und Nahrungsmitteln befinden. Diese Stoffe werden verstoffwechselt und entgiftet und können sich positiv oder auch negativ auf das Mikrobiom auswirken. Beispiel für einen positiven Effekt ist Berberin, ein pflanzliches Alkaloid, eine stickstoffhaltige organische Verbindung, die mit der Darmflora interagiert und so den Blutzucker- und Fettspiegel senkt und die Zahl der guten Butyrat-produzierenden Bakterien erhöht. Im Zuge der Entwicklung von zukünftigen Ernährungsstrategien werden auch die Xenobiotika berücksichtigt werden müssen.

KALZIUM

Starke Knochen und Zähne, aber auch stabile Zellwände: Kalzium ist mengenmäßig der wichtigste Mineralstoff im menschlichen Körper. Er muss von außen zugeführt werden. Mit einer ausgewogenen Ernährung sind die meisten Menschen eigentlich ausreichend damit versorgt. Eine Studie stellte allerdings fest, dass Frauen, die regelmäßig weniger als fünf Stunden schliefen, zu wenig Knochenmasse hatten. Ihr Osteoporoserisiko war signifikant erhöht. Bei sehr schlechten Schläferinnen könnte es also sinnvoll sein, mit Kalzium zu unterstützen, wenn dies auch vom Hausarzt empfohlen wird. Falls Sie dazugehören, überlegen Sie sich, ob Sie sich zusätzlich einer Laufgruppe anschließen können und wollen. Denn regelmäßige Joggingrunden sorgen für stabilere Knochen und Ausdauersport ist zudem ein wirksames Mittel bei leichten Schlafstörungen. Für das Dinner empfehle ich Zutaten wie Sprotten, Emmentaler, Parmesan, Bergkäse, Sojaprodukte oder frische Kresse, die den Schlaf mit Kalzium unterstützen.

MAGNESIUM

Noch ein wichtiger Dienstleister in Sachen Knochen und Zähne. Allerdings auch für eine normale Nerven- und Muskelfunktion. Magnesium ist der Sparring-Partner von mehr als 600 Enzymen im Körper. Das heißt, es steuert etliche lebenswichtige Prozesse mit. Die Kontraktionen der Muskeln zum Beispiel oder auch den Herzrhythmus. Beides sollte rundlaufen, um den Schlaf nicht zu stören. Wer von unruhigen Beinen, dem Restless-Legs-Syndrom oder häufigen Muskelkrämpfen betroffen ist, weiß das. Magnesiumtabletten können die unangenehmen Empfindungen lindern. Grundsätzlich empfehle ich meinen Patienten zunächst eine vierwöchige Einnahme mit 300 bis 400 Milligramm pro Tag. Sollte sich in dieser Zeit keine Wirkung entfalten, kann man den Versuch beenden.

Die Wirkung ist in der Wissenschaft noch umstritten, aber was hilft, hat zunächst recht. Bei meinen Betroffenen in der Praxis schlägt Magnesium leider nur selten an. Der Grund ist wohl, dass diese erhebliche Beschwerden haben, bei denen Mineralstoffe alleine nicht mehr greifen. Generell kann Magnesium die Schlafdauer verlängern, indem es das parasympathische System aktiviert, das unseren Ruhe- und Verdauungs-Modus steuert. Es signalisiert dem Körper, dass er zur Ruhe kommen darf. Zusätzlich stimuliert es Melatonin, auch weil es die Bildung von Serotonin unterstützt. Als GABA-Agonist unterstützt es auch die Wirkung dieses müde machenden Botenstoffs. Seine Wirkung ist allerdings vom Zeitpunkt der Einnahme abhängig: Abends beruhigt es, am Tag macht es munter. Das ist zumindest für Frauen nachgewiesen. Produkte mit verhältnismäßig viel Magnesium sind unter anderem Kakaopulver, Paranüsse, Weizenkleie, Leinsamen, Erdnussbutter oder Sojaprodukte.

ZINK

Zink zählt zu den Spurenelementen. Im Körper mischt es bei zahlreichen biochemischen Prozesse mit, darunter denen des Stoffwechsels und der Zellteilung. Es ist auch bei Wunden zur Stelle, fördert mit seiner entzündungshemmenden Wirkung deren Heilung. Immunsystem, Haare und Nägel sind ebenfalls auf Zink angewiesen. Täglich 15 Milligramm Zink können einen positiven Einfluss auf das Einschlafen und die Ratio von Schlaf- und Wachzeit haben. Das funktioniert laut einer Studie, die in Nepal und Sansibar durchgeführt wurde, auch bei Neugeborenen, mit fünf Milligramm und bei Kindern älter als zwölf Monate mit zehn Milligramm. Diese schliefen dadurch über eine Stunde länger. Eine Umfrage unter älteren Italienern und Italienerinnen ergab, dass ein Mix aus fünf Milligramm Melatonin, 225 Milligramm Magnesium und elf Milligramm Zink subjektiv eingeschätzt zu erholsamerem Schlaf führt. Zink in der Kombination mit Kupfer ist besonders für Männer ein Schlafmodulator. Austern sind die beste Zinkquelle. Wer die nicht mag, kann zum Beispiel Weizenkeime oder -kleie essen, getrocknete Steinpilze, frisches Rindfleisch oder Blauschimmelkäse.

Da gerade von älteren Menschen die Rede war, sei an dieser Stelle erwähnt, dass circa jeder siebte Ältere über 65 Jahre eine Ernährungsunsicherheit hat. Das ist die begrenzte oder unsichere Verfügbarkeit von ernährungsphysiologisch angemessenen und sicheren Lebensmitteln oder begrenzte oder unsichere Fähigkeit, akzeptable Lebensmittel auf sozial akzeptable Weise zu erwerben. Schlichtweg gesagt weiß man nicht mehr, wie man sich am besten ernähren soll. Das belegt auch eine Studie mit 10 837 Erwachsenen im Alter von 65 Jahren oder älter, die in den USA von 2001 bis 2018 durchgeführt wurde. Der Anteil älterer Erwachsener mit schlechter Ernährungsqualität stieg signifikant von 51 auf 61 Prozent. Unter der Ernährungsunsicherheit leiden die Vitamine und Spurenelemente wie auch Zink und Magnesium und Eisen und generell der verminderte Konsum von Früchten und Gemüse. Nahrungsmittelunsicherheit führt bei diesen Personen zu einer kürzeren Schlafdauer und einer geminderten Schlafqualität. Auch Sie können gern helfen und einmal ein Auge auf die Ernährung Ihrer Liebsten oder derjenigen, die Sie betreuen, werfen. Es kann sich lohnen und im günstigen Fall auch mal den Schlaf verbessern und den Arztbesuch verhindern helfen.

EISEN

Eisen ist für die Neurotransmittersynthese und die Energieproduktion im Gehirn von besonderer Bedeutung. Ein Mangel ist nicht gut, ein Überschuss, der zum Beispiel im Alter entstehen kann, auch nicht. Dabei geht es um das nicht im Blut gebundene Eisen. Zu viel freies Eisen kann zum Beispiel mit Alzheimer in Verbindung gebracht werden. Und ein Mangel? Die Symptome sind häufig unspezifisch: Frauen fühlen sich müde, ihre körperliche Leistungsfähigkeit ist eingeschränkt, sie sind geplagt von Schwindel oder Schlafstörungen. Manchmal kommt das Restless-Legs-Syndrom hinzu. Erkennen Sie sich darin wieder? Dann sollten Sie Ihren Eisenhaushalt überprüfen lassen. Etwa 20 Prozent der erwachsenen Frauen im gebärfähigen Alter leiden an einem Mangel. Die Hauptursachen: Menstruationsblutungen und Schwangerschaften. Vegetarier und Veganer müssen meist auch nachbessern. Und auch Dialyse-Patienten. Eisen ist für die Bildung von Hämoglobin, einem Protein in den roten Blutkörperchen, unerlässlich. Ohne Hämoglobin können diese keinen Sauerstoff durch den Körper transportieren. Dadurch fühlt man sich mit Eisenmangel oft schlapp. Wenn Sie Eisen einnehmen, denken Sie daran, für mindestens zwei Stunden vorher und nachher weder Milch noch Koffein zu konsumieren. Diese können die Aufnahme beeinträchtigen. Und geben Sie nicht auf, wenn Sie ein Präparat nicht vertragen. Eisen kann den Magen belasten. Formen, die als leichter verträglich gelten, sind Eisenbisglycinat oder Eisengluconat. Bei Betroffenen mit einem Restless-Legs-Syndrom und Eisenmangel kommen zunehmend Eisen-Infusionen zum Einsatz. Falls Sie es lieber über die Ernährung versuchen wollen: Unter anderem Schweineleber, Kalbsniere, Sojaprodukte, Jakobsmuscheln, Kichererbsen, Haferflocken, Rosenkohl, Brokkoli oder Grünkohl füllen die Speicher auf.

GLYCIN

Glycin ist eine Aminosäure, also ein Eiweißbaustein, die der Körper selbst herstellen kann. Bei der Bildung von Kollagen und dem roten Blutfarbstoff Hämoglobin spielt es eine zentrale Rolle. Zusätzlich wirkt Glycin als Botenstoff im zentralen Nervensystem. Den Schlaf unterstützt es, indem es auf das Orexin einwirkt, den Botenstoff, der uns wach und auf Trab hält. So moduliert Glycin die Schlafqualität sowie die Einschlafzeit. Zusätzlich erhöht es den Tryptophanspiegel und fördert die Vasodilatation, also die Weitung der Blutgefäße. Dadurch fällt die Körperkerntemperatur. Allein das kann abends schon müde machen. Einen ähnlichen Effekt hat die warme Dusche oder besser ein Bad mit circa 40 Grad Wassertemperatur etwa 20 bis 30 Minuten vor dem Zubettgehen. Beides erhöht die Körpertemperatur, die dann beim Einschlafen umso drastischer sinkt. Je stärker der Abfall, desto schneller findet man in den Schlaf. Als gute Glycin-Lieferanten sind zum Beispiel Nüsse, Weizenkeime, Sojaprodukte oder Forellen zu nennen.

VITAMINE

Ihr Name setzt sich aus zwei Wörtern zusammen: Vital und Amine. Amine sind organische Substanzen. Zugeschrieben wird die Wortschöpfung Casimir Funk. Der polnische Biochemiker stellte die Hypothese auf, dass bestimmte Krankheiten Folge eines Vitaminmangels sind. Seinerzeit mehrte sich eine mysteriöse Erkrankung namens Beriberi: Menschen verloren das Gefühl in ihren Beinen und hatten deshalb Probleme beim Gehen. Der Grund, dass sich Beriberi ausbreitete, war eine neue Methode in der Reisproduktion. Mitte des 19. Jahrhunderts begannen die Hersteller, diesen in dampfbetriebenen Mühlen zu verarbeiten. Dadurch verloren die Körner ihre vitaminreiche äußere Schicht. Mit dem weißen Reis verbreitete sich auch der Vitaminmangel, in diesem Fall an Vitamin B1. Es war allerdings nicht Casimir Funk, der diesen Zusammenhang aufklärte, sondern der niederländische Arzt Christiaan Eijkman. Für seine Entdeckung erhielt er 1929 den Nobelpreis für Medizin.

In unserer heutigen Wohlstandsgesellschaft müssen wir uns wegen eines Vitaminmangels eigentlich nicht sorgen: Das Angebot an Lebensmitteln ist vielfältig genug, um unseren Bedarf an Vitaminen und Provitaminen zu decken. Provitamine sind jene Nährstoffe, die vom Organismus erst in das eigentliche Vitamin umgewandelt werden. Doch Antibiotika, einseitige Ernährung, übermäßiger Alkoholkonsum, Rauchen, aber auch eine Schwangerschaft oder Stress können eine zusätzliche Versorgung nötig machen. Und manche Vitamine sind vitale Unterstützer unseres Schlafs.

VITAMIN A

Die Bezeichnung Vitamin A versammelt verschiedene Retinoide, eine Stoffgruppe, zu der unter anderem das Retinol zählt. Das kennen Sie vielleicht als Inhaltsstoff von Anti-Aging-Cremes: Es führt dazu, dass sich neues Kollagen bildet, jenes Protein, das für Festigkeit sorgt. Die Retinolsäure, ebenfalls eine Vitamin-A-Verbindung, macht uns empfindlicher für den Tag-und-Nacht-Wechsel, aber auch für die Jahreszeiten – beides ursprünglich sehr wichtig, um Nahrung zu finden. Mittlerweile gibt es, zumindest in Großstädten, die sogenannten Spätis. Da unser Schlaf an die genannten Rhythmen gekoppelt ist, bringt ein Vitamin A-Mangel diesen wohl zuweilen durcheinander. Ist der Mangel sehr ausgeprägt, droht Nachtblindheit: Man sieht nachts schlechter. Vitamin A und übrigens auch D sind zusätzlich für die Intaktheit der Darmbarriere mitverantwortlich. Dies ist eine Schutzschicht, welche die Darmwand vor dem Eindringen schädlicher Stoffe bewahrt. Sehr gute Quellen für Vitamin A sind alle Arten von Leber und Camembert. In Pflanzen finden sich eine Reihe von Provitaminen, die A-Carotinoide, die in unterschiedlichem Maße zu Vitamin A umgewandelt werden können. Am bekanntesten ist wohl das Beta-Carotin. Karotten, Pfifferlinge, Spinat, rote Paprika, Sanddorn sowie Aprikosen und Mangos enthalten davon größere Mengen. Getrocknete Aprikosen oder Mangos sind übrigens ein toller Snack, wenn man Lust auf Süßes bekommt.

B-VITAMINE

Unter dem Begriff Vitamin B sind acht Vitamine zusammengefasst. Das Vitamin B2, auch bekannt als Riboflavin, kann bei Migräne helfen. Ein Mangel macht lichtempfindlich – störend für schlechte Schläfer, denn Licht hat einen negativen Einfluss auf den leichten oberflächlichen Schlaf, der bei sensiblen und schlechten Schläfern oft erhöht ist. Einen besonders hohen Gehalt an Vitamin B2 haben zum Beispiel Innereien, gekeimte Körner von Getreide wie Dinkel oder Gerste sowie manche Käse, darunter Camembert, Bergkäse und Emmentaler.

Vitamin B3 kennt man auch als Niacin. Dieses ist am Energiestoffwechsel beteiligt, am Auf- und Abbau von Kohlenhydraten aber auch von Amino- und Fettsäuren. Der Körper kann Niacin selbst in der Leber produzieren. Dafür nutzt er jedoch die für den Schlaf wichtige Aminosäure Tryptophan. Deswegen macht eine zusätzliche Einnahme von Tryptophan-haltigen Lebensmitteln oder Nahrungsergänzungsmitteln Sinn. Niacin sollte dennoch nicht unbedacht zugeführt werden. Mehr als 15 Milligramm pro Tag provozieren Bluthochdruck. Am besten für den Blutdruck sind circa 12 Milligramm pro Tag. Wenn Sie Niacin-reiche Lebensmittel suchen, greifen Sie beispielsweise zu Sardellen oder Sardinen, Erdnüssen, Pfifferlingen oder Instant-Kaffee.

Die Vitamine B 6 (Pyridoxin) und B 9 (Folat, in synthetischer Form: Folsäure) tragen dazu bei, dass der Körper aus Tryptophan Serotonin herstellen kann. Auch für die weitere Umwandlung von Serotonin in das Schlafhormon Melatonin, die in der Zirbeldrüse erfolgt, braucht es neben Magnesium die B-Vitamine. Besonders viel Vitamin B6 ist in grünem Blattgemüse, aber auch in Fisch, speziell Heilbutt. Folat steckt ebenfalls in grünem Gemüse wie Spinat und Salaten. Auch Tomaten, Hülsenfrüchte, Nüsse, Orangen, Sprossen, Weizenkeime und Vollkornprodukte enthalten es.

Vitamin B12 ist ebenfalls ein Sammelbegriff für verschiedene Verbindungen. Diese enthalten alle Kobalt. Daher der übergreifende Name Cobalamin. Dieses hat eine Besonderheit: Lediglich Mikroorganismen sind in der Lage, es herzustellen. Weder tierische Organismen noch Pflanzen besitzen diese Fähigkeit. Also auch der Mensch nicht. Dass B12 dennoch in Nahrungsmitteln zu finden ist, liegt daran, dass die Mikroorganismen (oder ihr B12) den Weg dorthin gefunden haben – zum Beispiel, weil Tiere Pflanzen gefressen haben, auf denen entsprechende Bakterien saßen. Im Verdauungstrakt von Wiederkäuern wie Rindern und Schafen leben ebenfalls B12 produzierende Mikroorganismen. Durch den Aufbau ihres Verdauungssystems können Wiederkäuer das Vitamin in ihrer Leber speichern. Das macht ihre Leber zu einer guten Quelle. In Eiern und Milchprodukten ist es in kleineren Mengen zu finden. Pflanzliche Lebensmittel sind nur dann Lieferanten, wenn bakterielle Gärung stattfindet – wie zum Beispiel bei Sauerkraut, Kimchi, Kombucha oder Bier. Veganer müssten, um ihren Tagesbedarf zu decken, allerdings mehrere Liter Bier trinken. Alkoholfreies kommt hier immerhin genauso infrage wie ein klassisches Pils.

Warum brauchen wir überhaupt B12, wenn so schwierig heranzukommen ist? Gemeinsam mit Folat ist dieses an der Zellteilung beteiligt, zum Beispiel bei der Blutbildung und bei der Herstellung von DNA. Ein Mangel kann Nervenschäden und Symptome wie Müdigkeit und Blutarmut verursachen. Hinsichtlich des Schlafs liefert die Forschung bisher widersprüchliche Ergebnisse. Einige Studien deuten darauf hin, dass ein erhöhter Spiegel mit einer kürzeren Schlafdauer und einem höheren Risiko für Schlaflosigkeit in Verbindung stehen. Andere Forschungsarbeiten haben jedoch ergeben, dass zu viel Vitamin B12 nichts am Schlaf verändert. Wissenschaftler warnen allerdings davor, dass dieses, regelmäßig künstlich zugeführt, das Lungenkrebsrisiko erhöhen könnte. Vitamin B12 mit der Nahrung aufzunehmen ist da der bessere Weg.

Zusammengefasst ergibt sich ein positives Votum für eine Vitamin-B-Zufuhr, allerdings nur bei schlechtem Schlaf. Bei einer ausgewogenen Ernährung müssen in der Regel keine Mikronährstoffe zugeführt werden. Ausnahmen bestätigen die Regel. Kinder und Jugendliche zum Beispiel brauchen mehr Kalzium als Erwachsene. Schwangere haben einen erhöhten Bedarf an B9, also Folat und Jod. Außerdem sollten sie, in Absprache mit dem Arzt, gegebenenfalls Eisen, Vitamin B12, die Omega-3-Fettsäure Docosahexaensäure (DHA) und eventuell Zink supplementieren. Bei einer rein pflanzlichen Ernährung kann auch Kalzium kritisch werden. Veganern tut hin und wieder eine Kur mit Vitamin B12 gut.

Und was ist mit den anderen Vitaminen? Vitamin C oder Fischöl oder polyphenolreiche dunkle Schokolade führen zu einer Senkung des Kortisolspiegels und subjektiver Stresswerte. In hoher Konzentration kann Vitamin C eher wach machen, ist aber hilfreich bei Entzündungen, zum Beispiel einer Grippe. Menschen, die wenig Tageslicht bekommen, zum Beispiel, weil sie in Gebäuden arbeiten oder draußen ihre Haut vollständig bedecken müssen, fehlt häufig Vitamin D. Da der Körper im Alter weniger Vitamin D bildet, sollten ältere Menschen dieses ebenfalls zusätzlich einnehmen, wenn man gefühlt davon profitiert. Ein genereller

Nutzen für Lebensdauer, Verringerung des Krebs- und des Herz-Kreislauf-Erkrankungs-Risikos oder den Schlaf ist bisher nicht erwiesen. Genannt sei abschließend noch das Vitamin E, welches ein Antioxidant ist. Davon sollte man aber nicht mehr als 800 Einheiten pro Tag zu sich nehmen. Eine schlaffördernde Wirkung ist noch nicht ausreichend untersucht.

Zusammenfassend kann zu kurzer Schlaf zu Vitaminmangel führen und daher zu einem Mehrbedarf. Und ein Vitaminmangel wiederum kann Schlafstörungen verursachen oder auslösen. Daher dürfen Schlafgestörte zu ihrer ausgewogenen Nahrung gern ergänzen. Und sie sollten zusätzlich auf ihr Natrium/Kaliumverhältnis achten. Es ist höher als bei Normalschläfern. Also weniger Salz bei Schlafstörungen!

AUF EINEN BLICK:

- Eine ausgewogene Ernährung liefert im Grunde alle wichtigen Mikronährstoffe. Dennoch gibt es Lebensphasen, in denen ein Mangel auftreten kann. Deswegen ist es wichtig, sich über den persönlichen Bedarf zu informieren und, in Absprache mit dem Arzt, gegebenenfalls mit entsprechenden Präparaten gegenzusteuern. Schlaffördernd können die Vitamine A und B sowie die Mineralien Eisen, Magnesium, Zink, Glycin und Kalzium wirken.

Abspann

GUTEN APPETIT UND GUTE NACHT

Mit diesen Informationen entlasse ich Sie nun – zu Ihrem nächsten geselligen Abendessen oder in eine hoffentlich ruhige und erholsame Nacht. Vielleicht hatten Sie beim Lesen das eine oder andere Aha-Erlebnis: die Erkenntnis, dass Mikroorganismen nicht nur den Schlaf mitsteuern, sondern auch dafür wichtige Nährstoffe wie Omega-3-Fettsäuren liefern. Oder dass unsere Emotionen verknüpft sind mit dem, was wir essen.

Vielleicht wartet in Ihrer Küche schon ein Vorrat an Mandeln und Sauerkirschen darauf, zu einem köstlichen und gleichzeitig schlaffördernden Dinner verarbeitet zu werden. Möglicherweise hat Sie dieses Buch auch einfach motiviert, achtsamer mit Ihrer Ernährung zu sein. Nicht nur Ihre Gesundheit wird es Ihnen danken: Ein mit allem Nötigen versorgter Körper schläft besser. Und ein ausgeschlafener Geist wählt klügere Snacks.

In diesem Sinne: Schlafen Sie wohlig und essen Sie clever.

Gute Nacht und guten Appetit wünscht Ihr auch nicht immer optimal schlafender und sich jetzt erst einmal eine Kiwi gönnender Schlafexperte,

Ingo Fietze

REZEPTE

FÜR GUTEN SCHLAF

VON ELISABETH RAETHER

PASTA MIT BOHNEN

ZUTATEN FÜR 3 PERSONEN

6 EL Olivenöl (plus etwas mehr zum Servieren)
2 Knoblauchzehen
1 EL Mönchspfeffer, gemörsert, zerstoßen
220 g Tomaten (geschält)
1 Prise Salz
1 Selleriestange
½ Bund Petersilie
1 EL Tomatenmark
½ Bund Zitronenmelisse
350 g Cannellini-Bohnen (aus dem Glas, abgetropft)
250 g Pasta (kurz), eventuell Vollkornpasta

Topping: Hüttenkäse mit Olivenöl und Salz

Olivenöl mit geschälten Knoblauchzehen und Mönchspfeffer erhitzen, ein paar Minuten lang anschwitzen. Dann Knoblauch wieder aus dem Topf nehmen und wegwerfen, er hat sein Aroma ans Öl abgegeben. Tomaten hinzufügen. Etwas salzen. Ein paar Minuten lang köcheln lassen. Dann fein gehackten Sellerie und fein gehackte Petersilie (Stängel und Blätter) hinzufügen, ebenso das Tomatenmark, das man in etwas Wasser aufgelöst hat. Einen Moment lang köcheln lassen, dann Zitronenmelisse dazugeben und den Sud weiter einkochen lassen. Schließlich die Bohnen dazugeben und etwas einkochen lassen. Dann die Pasta und 600 ml Wasser hinzufügen. Köcheln lassen, bis die Pasta weich ist (das dauert einige Minuten länger als die auf der Packung angegebene Kochzeit). Wenn die Soße zu dick wird, aber die Pasta noch nicht gar ist, noch etwas Wasser hinzufügen. Pasta auf Teller verteilen und mit etwas Hüttenkäse und Olivenöl beträufeln.

FISCH MIT FENCHEL

ZUTATEN FÜR 4 PERSONEN

1 Fenchelknolle (groß) plus
1 EL Fenchelsamen, geröstet
Salz
2 EL weißer Balsamico
1 Orange
100 g Wakame

Olivenöl
4 Sardinen (groß, küchenfertig)
1 EL rosa Pfeffer

Vollkornreis

Den Fenchel putzen, in feine Scheiben hobeln (das Fenchelgrün als Garnitur behalten) und diese leicht salzen, die gerösteten Fenchelsamen hinzufügen und mit dem Essig marinieren. Die Orange mit dem Messer schälen, Filets schneiden und zum Fenchel geben, den Fruchtsaft mit in die Schüssel ausdrücken. Die Wakame-Algen untermischen und etwas Olivenöl zugeben.

Die Sardinen salzen und in einer Pfanne mit Olivenöl knusprig anbraten. Den Salat auf Teller verteilen, etwas rosa Pfeffer dazugeben, und die Sardinen darauf platzieren. Mit Fenchelgrün bestreuen und mit Vollkornreis servieren.

GRAUPENRISOTTO MIT SPINAT UND SOJABOHNEN

ZUTATEN FÜR 4 PERSONEN

1 Frühlingszwiebel
etwas Olivenöl
100 g Spinat (frisch)
Salz
250 g Perlgraupen (fein)
100 ml Weißwein
1 l Hühnerbrühe
200 g Sojabohnen, TK
60 g Parmesan (frisch gerieben)
40 g Butter
Basilikum (ein paar Blätter)
2 Mozzarella
2 EL Pinienkerne (geröstet)
schwarzer Pfeffer

In einem großen Topf eine fein gehackte Frühlingszwiebel in Olivenöl dünsten, bis sie glasig ist. Spinat hinzugeben, salzen. Wenn die Blätter in sich zusammengefallen sind, Spinat aus dem Topf nehmen. Mit dem Pürierstab grob pürieren. Beiseitestellen.

Gewaschene Graupen in den Topf geben, kurz unter Rühren rösten. Mit Weißwein ablöschen. Salzen. Dann eine Kelle Brühe hinzufügen beziehungsweise so viel, dass die Graupen gerade bedeckt sind. Flüssigkeit einkochen lassen. Diesen Vorgang wiederholen, bis die Graupen gar sind, dies sollte nach 25 bis 30 Minuten der Fall sein. Man braucht etwa 1 Liter Brühe, das kann jedoch variieren.

Ungefähr 10 Minuten vor Ende der Garzeit werden die Sojabohnen hinzugegeben, ebenso der pürierte Spinat. Topf vom Herd nehmen. Geriebenen Parmesan und Butter unterheben sowie das Basilikum. Risotto auf Teller verteilen, je eine halbe Kugel Mozzarella zerrupfen und darauf anrichten, Risotto mit Pinienkernen bestreuen. Großzügig pfeffern.

LINSENSUPPE MIT REIS UND KRÄUTERN

ZUTATEN FÜR 3 PERSONEN

2 EL Butter
170 g Spinat
40 g Petersilie
25 g Dill
etwas Salz
etwas Olivenöl
1 Zwiebel
1 Knoblauchzehe
1 TL Koriander (gemahlen)
2 TL Kreuzkümmel (gemahlen)
100 g Basmatireis oder Vollkornreis
50 g Belugalinsen
500 ml Brühe
300 ml Wasser
Zitronensaft (von 1 oder ½ Zitrone)
200 g Naturjoghurt

Butter in einem Topf zergehen lassen, darin den gewaschenen Spinat und die fein gehackten Kräuter mit etwas Salz 3 bis 4 Minuten lang dünsten. Die Mischung aus dem Topf nehmen und beiseitestellen. In denselben Topf etwas Olivenöl geben, die geschälte, in Streifen geschnittene Zwiebel hinzufügen. Salzen. Etwa 5 Minuten lang dünsten, eventuell die Hitze etwas reduzieren, die Zwiebel soll glasig, nicht braun werden. Knoblauch schälen, fein hacken und hinzufügen, ebenso die Gewürze. Jetzt gibt man Reis, gewaschene Linsen und Brühe hinzu, noch etwas Salz und das Wasser. Aufkochen und alles bei mittlerer Temperatur köcheln lassen, bis die Linsen weich, aber nicht zerkocht sind, ungefähr 30 Minuten lang. Zum Schluss kommt die Spinat-Kräuter-Mischung in die Suppe, und man erhitzt alles noch einmal kurz. Beim Servieren einen Klacks Naturjoghurt auf den Teller geben.

RATATOUILLE MIT SAFRAN

ZUTATEN FÜR 3 PERSONEN

2 Auberginen
1 Knoblauchknolle
Olivenöl
Salz
1 Zwiebel
1 Paprika (rot)
2 Zucchini
1 Dosentomaten
½ TL Safranfäden
2 EL Weißweinessig
Pfeffer

Auberginen in 1 cm große Würfel schneiden, auf einem mit Backpapier ausgelegten Blech verteilen. Von der Knoblauchknolle quer das obere Drittel entfernen, auf das Blech legen. Salzen, mit etwas Olivenöl beträufeln und bei 190 Grad im Backofen 20 bis 25 Minuten lang backen (nicht zu schwarz werden lassen). Währenddessen Zwiebel und Paprika in Streifen und Zucchini in dünne Scheiben schneiden. Zwiebel in etwas Olivenöl in der Pfanne ungefähr 5 Minuten lang dünsten. Paprika und Zucchini dazugeben, ebenso die Dosentomaten. Salzen und pfeffern und das Ganze ungefähr 25 Minuten lang in der zugedeckten Pfanne schmoren.

Safran in etwas warmem Wasser kurz einweichen, zum Ratatouille geben. Auberginenwürfel hinzufügen. Mit den Händen den weich gewordenen Knoblauch aus seiner Schale in die Pfanne drücken. Falls das Ganze zu dünnflüssig erscheint (es soll sämig und nicht suppig sein), noch einen Augenblick ohne Deckel einkochen lassen. Zum Schluss mit Essig abschmecken. Dazu passt bestens ein gebratener Fisch oder ein Spiegelei.

SALAT AUS GERÖSTETEM BLUMENKOHL

ZUTATEN FÜR 2 PERSONEN

1 Kopf Blumenkohl
2 rote Zwiebeln (klein)
Olivenöl
Salz
2 EL Oliven (schwarz)
1 EL Kapern
1 EL Rosinen
etwas Zitronensaft
1 TL mittelscharfer Senf
1 Handvoll Petersilie (und/oder Dill)
schwarzer Pfeffer

Blumenkohl in Röschen zerteilen – sie müssen nicht gleich groß sein, so werden manche beim Backen besonders knusprig, andere etwas weicher. Die Röschen auf einem mit Backpapier ausgelegten Blech verteilen, Zwiebeln schälen und vierteln, zwischen den Blumenkohl setzen. Etwas Olivenöl und Salz darübergeben und alles am besten mit den Händen gut vermengen. Das Blech in den auf 200 Grad vorgeheizten Backofen geben, 30 Minuten lang garen lassen. Zwischenzeitlich ab und zu mit dem Kochlöffel die Röschen wenden.

Währenddessen Oliven vierteln, Kapern und Rosinen grob hacken und alles in eine Salatschüssel geben – der Salat schmeckt am Ende besser, wenn man die Zutaten sorgfältig zerkleinert. Olivenöl, Zitronensaft und Senf zu einem Dressing verrühren, darübergießen. Den gerösteten Blumenkohl in die Schüssel geben, Kräuter hinzufügen, alles gut vermengen, pfeffern und eventuell nachsalzen.

FLEISCHBÄLLCHEN-TAJINE

ZUTATEN FÜR 3 PERSONEN

2 Zwiebeln (klein)
500 g Rinderhackfleisch (oder Lammhackfleisch)
Petersilie (glatt, ein paar Zweige)

1 EL Paprikapulver, edelsüß
1 EL Kreuzkümmel (gemahlen)

Salz
Pfeffer
2 Knoblauchzehen
etwas Olivenöl
1 Dose Tomaten (geschält, 400 g, sehr gut sind Kirschtomaten)
3 Eier

Zunächst die Fleischbällchen zubereiten. Eine der Zwiebeln schälen, fein hacken und mit dem Hackfleisch in eine Schüssel geben. Petersilienblättchen hacken (einen Zweig für den Schluss aufbewahren) und zusammen mit jeweils der Hälfte der Gewürze (Paprika und Kreuzkümmel) hinzufügen, salzen, pfeffern und alles gut vermischen. Mit den Händen Fleischbällchen formen und diese beiseitestellen.

Dann die Soße zubereiten. Die andere Zwiebel schälen und fein hacken, ebenso den Knoblauch. (Man kann den Knoblauch natürlich auch weglassen.) Beides in Olivenöl andünsten. Tomaten dazugeben. Salzen und pfeffern. Die andere Hälfte der Gewürze in die Soße geben. Ein paar Minuten köcheln lassen. Dann die Fleischbällchen kreisförmig in den Topf setzen, den Topf mit dem Deckel schließen. Ein paar Minuten köcheln lassen.

Schließlich in die Soße die Eier setzen und alles ohne Deckel so lange garen, bis das Eiklar weiß ist. Zum Schluss mit gehackter Petersilie bestreuen.

KARTOFFELN MIT KRÄUTERQUARK

ZUTATEN FÜR 4 PERSONEN	FÜR DEN KRÄUTERQUARK
1 kg Drillinge Olivenöl Salz schwarzer Pfeffer	2 Handvoll Kräuter (frisch) 200 g Quark 200 g Crème fraîche 1 EL Senf 4 Essiggurken Zitronensaft (von einer halben Zitrone) Pfeffer Salz

Backofen auf 220 Grad Ober-/Unterhitze vorheizen. Kartoffeln 20 Minuten lang in Salzwasser kochen. Backblech mit Olivenöl einpinseln, sodass eine dünne Schicht die Oberfläche bedeckt. Gegarte Kartoffeln auf das Blech legen, mit einem Kartoffelstampfer (oder einem Topfboden) flach drücken, sodass die Schale aufplatzt und die Kartoffelfladen ungefähr 1,5 cm dick sind – nicht zu fest drücken, die Kartoffeln sollen nicht komplett zerquetscht werden. Mit Öl bepinseln, salzen, pfeffern und 25 bis 30 Minuten im Ofen backen. Kräuter fein hacken oder mit dem Zauberstab pürieren, mit Quark, Crème fraîche, Senf und fein gehackten Essiggurken vermengen, mit Zitronensaft, Pfeffer und Salz abschmecken.

HUHN MIT PFIRSICHEN

ZUTATEN FÜR 4 PERSONEN

4 Hähnchenbrüste
3 EL Olivenöl
Salz
6 Pfirsiche
4 Schalotten
6 Zweige Thymian (frisch)
2 EL Honig

Plus 1 EL Pistazien, 1 EL Mandeln, 1 EL Walnusskerne

Hähnchenbrüste in einem ofenfesten Topf in Olivenöl von beiden Seiten anbraten. Das Fleisch salzen. Pfirsiche mit dem Sparschäler schälen, dann in Viertel oder Scheiben schneiden. Schalotten schälen und vierteln. Pfirsiche, Schalotten, Thymianzweige in den Topf zum Huhn geben. Honig darüberträufeln. Noch mal salzen. Mit ein bisschen Wasser aufgießen – gerade so viel, dass etwa 1 bis 2 cm Flüssigkeit im Topf stehen. Mit geschlossenem Deckel bei 180 Grad Umluft 30 bis 40 Minuten lang im Ofen garen. Vor dem Servieren mit den Nüssen bestreuen.

FISCH-CURRY

ZUTATEN FÜR 2 PERSONEN

15 g Koriander (frisch)
2 TL Koriandersaat (gemahlen)
1 Zitrone (den Saft davon)
3 EL Kokosmilch
2 EL Rapsöl
1 TL Kurkuma (Pulver)
Pfeffer (schwarz)
1 Prise Salz

1 Zwiebel
1400 g Kabeljau oder Seelachs oder ein anderer weißer Fisch, der beim Garen nicht schnell zerfällt)

Für das Gericht zunächst die Paste zubereiten. Dazu mit einem Pürierstab den Koriander, sowohl den frischen als auch den gemahlenen, Zitronensaft, Kokosmilch, 2 TL vom Öl, Kurkumapulver, Pfeffer, Salz und geschälte, grob gehackte Zwiebel zu einer feinen Paste vermischen. Den Ofen auf 170 Grad Umluft heizen. Eine Auflaufform mit Alufolie auslegen. Die Fischfilets auf die Folie legen, die Hälfte der Paste darauf verteilen. Filets umdrehen und auf der anderen Seite ebenso mit Paste bestreichen. Dann das restliche Öl gleichmäßig über den Fisch träufeln. Mit einem weiteren Stück Folie abdecken, die Folien an den Rändern zusammendrücken, um sie zu einem Päckchen zu verschließen. Bei Raumtemperatur 10 Minuten lang ziehen lassen, danach 15 bis 20 Minuten im Ofen garen. Dazu Basmatireis servieren.

ZITRONEN-OLIVENÖL-KUCHEN

FÜR EINE FORM MIT 22 CM DURCHMESSER

180 ml Olivenöl (plus etwas mehr zum Einfetten der Form)
3 Eier
300 g Zucker
Zitronenabrieb (von 3 Bio-Zitronen)
125 ml Zitronensaft
250 ml Mehl
1 TL Backpulver
1 TL Salz
300 ml Milch
2 TL Vanillepaste (oder Vanillezucker)

Den Ofen auf 180 Grad Umluft vorheizen. Backform mit Backpapier auslegen, Boden und Ränder mit etwas Olivenöl einfetten.

Jetzt braucht man drei Schüsseln: In der einen vermengt man Olivenöl, Eier und Zucker. Zitronenabrieb und Zitronensaft hinzugeben. In der zweiten Schüssel werden Mehl, Backpulver und Salz verrührt. In der dritten Schüssel Milch und Vanillepaste bzw. Vanillezucker vermengen. Man formt nun in das Mehl eine Mulde, gießt die Olivenölmischung hinzu, dann die Hälfte der Milch. Von außen beginnend alles miteinander vermengen. Dann das verbliebene Öl und die restliche Milch dazugießen. Es entsteht ein glatter, recht flüssiger Teig.

Teig in die Kuchenform gießen, Kuchen 50 bis 60 Minuten lang backen. Man lässt ihn am besten 10 Minuten lang abkühlen, bevor man ihn aus der Form holt. Vor dem Servieren komplett abkühlen lassen.

ÜBERBACKENER SPARGEL

ZUTATEN FÜR 2 PERSONEN

FÜR DEN SPARGEL

500 g weißer Spargel
Salz

FÜR DIE HOLLANDAISE

200 g Butter
3 Eigelb
1 TL Dijon-Senf (fein)
1 TL Crème fraîche
Zitronensaft (von einer Zitrone)
1 TL Zucker
Salz
Pfeffer
100 g Pecorino

Den Spargel waschen, schälen, eventuell holzige Enden abschneiden. In einem Topf mit gesalzenem Wasser für circa 5 Minuten kochen, dann abtropfen lassen und in eine Gratinform legen.

Für die Hollandaise die Butter in einer Kasserolle schmelzen, Eigelbe mit Senf, Crème fraîche, Zitronensaft, Zucker, Salz und Pfeffer mit einem Pürierstab cremig pürieren, dann die Butter in einem feinen Strahl mit einpürieren, bis die Masse emulgiert. Den fein geriebenen Pecorino dazugeben und die Creme über den Spargel geben.

Im Ofen 10 Minuten bei 175 Grad Ober- und Unterhitze auf mittlerer Schiene gratinieren, am besten mit gekochten Pellkartoffeln servieren.

KRETISCHE KICHERERBSEN MIT SPINAT UND GETROCKNETEN KIRSCHEN

ZUTATEN FÜR 2 PERSONEN

1 Zwiebel
Olivenöl
Salz
600 g Kichererbsen (aus dem Glas, Abtropfgewicht)
2 Tomaten
50 g Sauerkirschen (getrocknet)
600 g Spinat (frisch)
50 g Schafskäse
schwarzer Pfeffer

Die Zwiebel in feine Ringe schneiden, in einer Pfanne in nicht zu wenig Olivenöl ungefähr 3 Minuten lang unter Rühren andünsten. Salzen. Die abgetropften Kichererbsen und die gehackten Tomaten dazugeben. Das Ganze etwa 5 Minuten lang weiterdünsten. Dann die getrockneten Kirschen unterheben. Den Spinat waschen und putzen, trocknen und in feine Streifen schneiden. In die Pfanne geben. Etwa 100 ml Wasser dazugießen, 15 Minuten bei geschlossenem Deckel dünsten. Ist die Soße am Schluss zu dünnflüssig, das Ganze noch einen Augenblick ohne Deckel köcheln lassen. Zum Servieren etwas Schafskäse zerkrümeln und darübergeben, ebenso noch etwas Olivenöl und schwarzen Pfeffer.

GEORGISCHES RINDFLEISCH MIT WALNÜSSEN

ZUTATEN FÜR 2 PERSONEN

450 g Rindfleisch (Brust, in ungefähr 2 cm große Stücke geschnitten)
Salz
3 EL Sonnenblumenöl
2 Zwiebeln (mittelgroß, in Streifen geschnitten)
2 Lorbeerblätter
1 Prise Nelke (gemahlen)

FÜR DIE PASTE

200 g Walnüsse (geschält)

1 TL Koriander (gemahlen)
1 TL Bockshornkleesamen
½ TL Kurkuma (gemahlen)
200 g Tomaten (mini)

Das Fleisch gut salzen. In einem Topf mit schwerem Boden das Sonnenblumenöl erhitzen. Fleisch darin circa 6 Minuten lang anbraten, bis es Farbe annimmt. Dann aus dem Topf nehmen und beiseitestellen.

Hitze etwas herunterschalten. In dem verbliebenen Öl die Zwiebeln ungefähr 8 Minuten lang anbraten. Dabei oft rühren. Dann das Fleisch wieder in den Topf geben, Lorbeer und Nelken hinzufügen. Heißes Wasser in den Topf geben, sodass das Fleisch knapp bedeckt ist. Bei mittlerer Hitze und geschlossenem Deckel 2 bis 3 Stunden lang schmoren. Ab und zu umrühren.

Währenddessen Walnüsse in eine hohe Schüssel geben, Koriander, Bockshornkleesamen, Kurkuma und etwas Salz hinzufügen, ebenso ½ Tasse warmes Wasser, mit dem Pürierstab zu einer Paste verarbeiten.

Wenn das Fleisch zart ist, die Tomaten dazugeben. Noch mal 15 Minuten schmoren lassen. Dann die Walnusspaste hinzufügen und weitere 10 Minuten köcheln lassen. Eventuell noch mal salzen.

KÜRBIS-CRUMBLE

ZUTATEN FÜR 4 PERSONEN

1 kg Hokkaidokürbis
2 Knoblauchzehen
3 EL Olivenöl
2 EL Ahornsirup
1 TL Zimt

1 Prise Muskat (gemahlen)
Salz
schwarzer Pfeffer

FÜR DEN BELAG

50 g Haselnüsse
50 g Mandeln
60 g Butter (gesalzen)
60 g gemahlene Mandeln

Den Kürbis waschen, die Enden abschneiden. Kürbis halbieren und dann (mit Schale) in 1 cm dicke Streifen schneiden. In einer Auflaufform nebeneinanderlegen. Die Knoblauchzehen zerdrücken und fein hacken, vermengen mit Olivenöl, Ahornsirup, Zimt, Muskat, Salz und Pfeffer.

Die Mischung über dem Kürbis verteilen. Das Ganze 25 Minuten lang bei 180 Grad Umluft im Ofen backen.

Für den Belag die Nüsse mit dem Messer fein hacken. Die Hälfte mit zerlassener Butter und gemahlenen Mandeln vermengen und auf dem Kürbis verteilen, die restlichen Nüsse darübergeben. Die Auflaufform zurück in den Ofen stellen und weitere 25 Minuten fertig backen.

1. Auflage Oktober 2025
2. Auflage Dezember 2025

Kein & Aber AG, Bäckerstrasse 52, CH-8004 Zürich,
info@keinundaber.ch
Kontakt in der EU: Kein & Aber Verlag,
Württembergallee 12, D-14052 Berlin, berlin@keinundaber.de

Gestaltung: Maurice Ettlin
Satz: Dörlemann Satz, Lemförde
Druck und Bindung: GGP Media GmbH, Pößneck
ISBN 978-3-0369-5080-8
Auch als eBook erhältlich

www.keinundaber.ch